# MÉMOIRE

sur

# LA GALE ET SON TRAITEMENT.

# DE LA GALE

## ET

## DE SON NOUVEAU TRAITEMENT,

### PAR M. RIEUMES,

Chirurgien-Major au 12e léger ;

## MÉMOIRE

FAIT D'APRÈS L'ORDRE DE M. LE MINISTRE DE LA GUERRE, ET ADRESSÉ
A MM. LES MEMBRES DU CONSEIL DE SANTÉ DES ARMÉES,

### PAR D.-PH. MUTEL,

Docteur en Médecine, Chirurgien-Major du 52e Régiment de ligne, Chevalier de la Légion
d'honneur, Membre de l'Académie des Sciences, Belles-Lettres et Arts d'Arras, etc.

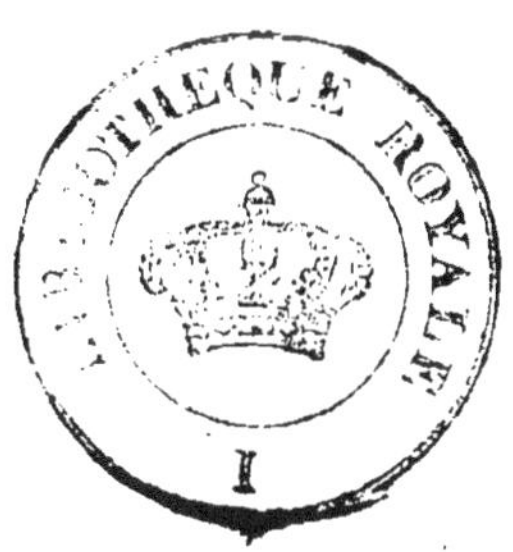


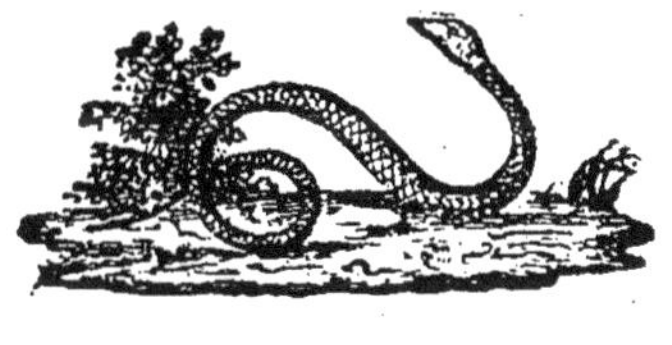

## À PARIS,

CHEZ GARDEMBAS, RUE DE L'ÉCOLE DE MEDECINE, 10,

### A CLERMONT-FERRAND,

Chez Thibaut-Landriot et Cie, rue Saint-Genès, 8.

—

## 1840.


Clermont-Ferrand. — Imprimerie de O. Turgy, rue Tour-de-la-Monnaie, 5.

# A MESSIEURS LES MEMBRES DU CONSEIL DE SANTÉ DES ARMÉES.

MESSIEURS,

*Vous m'avez désigné à M. le ministre de la guerre, parmi MM. les chirurgiens-majors des corps qui doivent faire des essais sur le traitement de la gale mis en pratique par M. Rieumes, chirurgien-major au 12ᵉ léger.*

*Je m'empresse de vous faire part du résultat de mes observations à ce sujet, et de vous remercier de la confiance dont vous avez bien voulu m'honorer.*

*Chemin faisant, je discuterai et peserai les objections qu'on* pourrait faire sur la nouvelle méthode de traitement de mon collègue avec l'attention qu'elle réclame.

Mon rapport sera un peu long, je l'avoue, pour vous, Messieurs, dont le temps est si précieux, mais le sujet est encore si nouveau et si important, que je n'ai pas cru devoir être plus succint, et que d'ailleurs je n'en ai pas eu le talent.

J'ai l'honneur de vous offrir, Messieurs, les nouvelles assurances de ma plus haute considération et de mon dévouement.


D. PH. MUTEL.

# MÉMOIRE

SUR

## LA GALE ET SON TRAITEMENT.

L'ACARUS SCABIEI s'est promené pendant bien des annees sous nos yeux, sans que personne se soit douté de sa présence. Pendant ce temps, la gale (*psoride pustuleuse, grattelle*) fut une maladie *sui generis* et spontanée, le produit d'un virus contagieux que Galien faisait consister dans une humeur mélancolique, Silvius dans un acide corrosif, Van-Helmont dans un ferment particulier, Pinel dans une acrimonie de la sérosité et de la lymphe.

Après une foule de siècles, l'objet fut repris où il fallait le commencer, c'est-à-dire qu'on examina avec soin ce qu'on trouve dans les pustules, qu'on s'aida du microscope, et qu'on remonta à la vraie cause du prurit incommode qui fait le vrai caractère de cette maladie cutanée.

Cet *acarus* a été, comme on sait, la source de plusieurs savantes disputes. Dès le douzième siècle, le célèbre médecin arabe Avenzoar en avait fait une mention spéciale.

L'anatomiste Ingrassia, et Joubert, l'auteur du fameux ouvrage sur les *Erreurs populaires*, soupçonnèrent également l'existence de cet insecte dans les vésicules psoriques.

Mais c'est à un médecin anglais du dix-septième siècle, à Thomas Mouflet, si connu des naturalistes pour avoir terminé en 1634, le *Théâtre des insectes*, commencé par Edouard Wotton, Conrad-Gesner et Thomas Penn, qu'on doit la première description un peu détaillée du ciron de la gale, qu'il fit alors passer des traditions populaires dans les livres de thérapeutique. La première figure qui ait été publiée du ciron, se trouve dans les *acta eruditorum, année* 1682, *p.* 317. L'auteur anonyme de cette note a dessiné l'insecte d'après nature; cette figure est moins incorrecte qu'informe; enfin, c'est une ébauche, ou plutôt, c'est la caricature de l'insecte de la gale. Samuel Hefenreffer, professeur distingué de l'université de Tubingue, en dit quelque mots dans ses ouvrages.

Le célèbre animiste allemand, Auguste Hauptmann, qui attribua le premier toutes les maladies à des vers, et qui mit en vogue ce qu'on appela depuis la *pathologie animée*, dessina, dit-on, un de ces *acarus*, et le représenta pourvu de six pattes.

Vint ensuite le pharmacien italien Cestoni, observateur exact de la nature plutôt qu'homme érudit, qui, sous le nom de Jean-Cosme Bonomo, écrivit en 1687, une lettre à François Redi, contenant son opinion sur la gale produite par les cirons.

Le médecin de Florence qui avait une sage incrédulité à l'égard du merveilleux, une grande attention à détruire les erreurs établies, une sagacité peu commune à observer la marche de la nature dans la formation de ses plus petits ouvrages, et une bonne foi scrupuleuse à faire l'histoire de ce qu'il avait observé, s'empressa de répéter les expériences de Cestoni, et, bientôt, ses observations, sur un sujet aussi important, le conduisirent à établir que la gale est produite par un insecte qu'il décrivit, en 1691, dans les *miscellanea natur, curiosorum.* Dans cet ouvrage, Redi donne la description détaillée et la figure de l'insecte d'après nature, que les traditions populaires, ainsi que plusieurs auteurs anciens, que j'ai cités, avaient déjà signalés dans les pustules des galeux. Aussi, cet auteur, dont on n'a pas encore oublié la belle dissertation intitulée : *Degli animali viventi nelli, animali viventi,* doit-il être considéré comme le véritable propagateur de la doctrine de l'*acarus* de la gale.

A peu près à la même époque que Cestoni, Bonani publia la description et la figure d'un insecte, que le père Baldigiani lui écrivit avoir trouvé dans un bouton survenu au visage d'un clerc du collége des jésuites de Rome. Cette figure est la même que celle de Cestoni.

En 1703, le médecin anglais Richard Mead, dans un voyage qu'il fit en Italie, se procura un exemplaire de la relation de la découverte faite par Cestoni et Redi, la traduisit en langue anglaise, et la fit insérer dans les *Transactions philosophiques*, pour l'année 1730.

Treize ans après, en 1743, Henri Baker, savant physicien et naturaliste habile de la Grande-Bretagne, célèbre par les soins qu'il apporta à l'éducation des sourds-muets, reproduisit les figures de Cestoni ou de Bonomo qui ne sont point brillantes, mais dans lesquelles on observe déjà un plus grand nombre de détails indiquant une observation suivie.

Linné, que Springel compara à Aristote, et qui fut, pour la Suède, ce que Buffon était pour la France, ne basa ses distinctions spécifiques que sur les figures de Cestoni, et comme ce dernier avait figuré sur la même planche, et avec la même incorrection, l'insecte de la gale et celui de la farine, le naturaliste suédois fut induit à réunir, comme variétés de la même espèce, ces deux insectes; mais cette différence n'échappa pas à son compatriote Charles de Geer, qui figura, à son tour, et l'insecte de la farine, et l'insecte de la gale, avec une vérité de crayon qui ne devait pas laisser le moindre doute sur la différence générique de ces deux cirons, surtout de la part d'un homme dont la vie toute entière fut consacrée à des travaux utiles, qu'une fortune considérable lui permettait d'entreprendre, qui s'était rendu recommandable par des recherches assidues sur divers autres points obscurs ou peu connus de l'histoire naturelle. (*Mém. pour servir à l'hist. des insect.,t. VII,pl. V*, 1752 à 1778, 7 *part. en* 8 *vol. in-4°. Ouvrage qui forme un supplément indispensable aux mémoires de Réaumur.*

Au dire de Pringle, Leeuwenhoeck, si célèbre par ses observations sur les globules du sang, dont l'existence a été bien constatée depuis, aurait aussi, à l'aide du microscope, reconnu des petits insectes dans les pustules des galeux; mais on sait que ce physicien a décrit bien des choses qu'il n'avait pas vues. D'ailleurs, les grands sbservateurs du nord, tels que Swammerdam et Réaumur, ne nous ont laissé, à cet égard, rien qui nous indique que l'*acarus* se soit présenté à leurs investigations.

Wichman, médecin hanovrien, fait encore mention de l'*acarus* dans un ouvrage publié en 1786, sur l'*Étiologie de la gale*, dont on donna ensuite une notice avec figures dans le journal de Londres, année 1788.

La question de l'*acarus* avait tellement fixé l'attention, que l'habile antomologiste allemand, Jean-Auguste-Ephraim Goëze, l'un des fondateurs de la société d'histoire naturelle de Berlin, si recommandable pour avoir contribué à débrouiller l'histoire des vers intestinaux, vérifia, de ses propres yeux, les assertions et les figures données par Wichman.

Schiwiebe, examina soigneusement le ciron chez des sujets de différens âges et de différent sexe. Il remarqua cet insecte dans les rides de la peau, surtout au bord des vésicules. Il le tira et le mit sous le microscope afin de voir comment il dépose ses œufs, ce qu'il fait, assure-t-il, très-promptement. Enfin, s'il faut l'en croire, plusieurs de ces *acarus* vécurent plusieurs jours hors du corps.

A tous ces faits, qui ne semblent déjà plus permettre de révoquer en doute l'existence d'un insecte *sui generis* dans les vésicules de la gale, faut-il en ajouter quelques autres d'un aussi grand poids? Je citerai Morgagni qui, avec Bonet, fit faire un si grand pas à l'anatomie pathologique, et dont les écrits sont si remarquables. Cet anatomiste fit ouvrir devant lui plusieurs vésicules psoriques, et ne tarda pas non plus à y reconnaître, au moyen de ses lunettes, des animaux errans.

L'anglais Macbride, dont Petit-Radel traduisit l'*Instruction méthodique à la pratique de la médecine*, 1787, dit formellement, *page* 545, que la gale, proprement dite, a pour cause des animalcules, ou des insectes si petits, qu'on ne peut les voir sans le secours du microscope. Ces animalcules deposent leurs œufs dans les sillons de la peau, où, par la chaleur naturelle, ils ne tardent point à éclore ; et alors les petits vers pénètrent la peau avec leurs têtes aiguës, et en rampant au-dessous, ils en irritent les fibres sensibles : de là la démangeaison insupportable qui détermine nécessairement les malades à se gratter jusqu'à enlever l'épiderme.

Une fois l'existence du ciron de la gale regardée comme une vérité généralement démontrée, il ne restait plus qu'à en déterminer les caractères zoologiques. C'est vers ce but que furent dirigées les recherches de Linné, de de Geer, de Fabricius : Cependant, l'époque n'était prs éloignée où cet insecte que l'on avait *vu, décrit, disséqué* pour ainsi dire, devait être considéré comme un être purement imaginaire, surtout en France où les observateurs furent ou bien moins favorisés par le hasard, ou bien moins habiles et moins patiens ; voilà, sans doute, pourquoi l'insecte de la gale échappa si longtemps à leurs recherches.

Si quelques médecins reconnurent l'évidence de la nouvelle doctrine de la gale, le plus grand nombre, les admirateurs de l'antiquité, toujours prêts à combattre des faits par des raisonnemens, la défigurèrent ou ne la comprirent pas, et l'on revint à l'ancienne théorie que la routine des siècles passés avait seule accréditée, tant on redoutait alors les effets funestes de la métastase de l'humeur de la peau répercutée vers un organe important à la vie.

Le temps, comme on le voit, avait jeté cette découverte dans l'oubli, lors que Galès la remit en crédit en 1812. Il entreprit de nouvelles expériences et affirma avoir observé plus de trois cents cirons de gale ayant toujours la même forme, quoique de grosseur inégale, et dont les uns avaient six pattes, les autres huit, ce qu'il croyait pouvoir attribuer à la différence des sexes. Ces expériences firent encore une fois admettre l'existence de l'*acarus* ou *sarcopte*, dans les boutons qui caractérisent la gale.

Alors, plus physiologistes qu'on ne l'était autrefois, on cessa de voir dans les graves maladies internes qui apparaissent quelquefois à la suite d'une gale qui a duré fort longtemps, et vient a être supprimée presque subitement, un prétendu transport de la maladie cutanée sur les parties profondes de l'organisme. On comprit enfin, et l'on enseigna en chair que la cessation subite de la gale, comme de toute autre phlegmasie, irritation ou surexcitation de la peau, dispose aux maladies des autres tissus, qu'il n'y a rien là de spécifique, aucun transport matériel connu, mais seulement un effet du balancement naturel des actions organiques.

La gale, qu'on a traitée trop superficiellement dans les nosographies, fut donc désignée : une phlegmasie contagieuse aiguë ou chronique de la peau, caractérisée par de petits boutons pointus, d'une teinte rosée ou peu différente de la couleur dela peau, bientôt transparens à leur sommet, remplis d'un liquide visqueux et limpide; boutons qui se développent principalement à la région interne des grandes articulations des membres, et entre les doigts, jamais à la face, lesquels sont précédés et accompagnés d'une démangeaison incommode d'autant plus vive que ces boutons sont plus nombreux, et qu'on se gratte davantage, laquelle s'accroit après l'usage d'alimens excitans, de boissons alcooliques, et pendant le séjour au lit.

La peau, sans cesse grattée, finit par rougir dans les intervalles des boutons; la vésicule qui termine ceux-ci, une fois déchirée par les ongles, verse le liquide qu'elle renferme, se dessèche en une petite croûte mince et jaunât.e. Si rien n'arrête les progrès de cette maladie, à mesure que des boutons sont remplacés par des croûtes, d'autres se manifestent ; de cette manière elle se perpétue et devient de plus en plus intense. Les boutons se convertissent parfois en pustules volumineuses, souvent des furoncles, quelquefois des vésicules hydroïques, des plyctènes, des papules viennent s'y mêler.

La gale n'offre donc pas d'autres inconvéniens que la démangeaison, le malaise qui l'accompagne quand les boutons sont très-nombreux, et que sa durée est indéfinie : elle est d'ailleurs sans danger.

Il n'est pas nécessaire pour la contracter de toucher la peau du sujet ; il suffit du contact des vêtemens et du linge de lit ou de table.

Une fois la vraie cause de la gale bien connue, on dut nécessairement modifier son traitement, renoncer à cette multitude de médicamens internes qui n'avaient d'autres avantages que d'irriter les organes digestifs, pour ne s'occuper qu'à détruire la cause qui constitue essentiellement la maladie, et ce moyen de destruction fut choisi parmi les préparations sulfureuses.

Alors, les hommes rétrogrades s'écrièrent : Voilà de l'ontologie ! Quoi, vous supposez qu'un individu appelé *acarus*, ennemi de notre santé, est combattu par un autre individu appelé *soufre*, ennemi de l'*acarus*. On ne supposa rien, on se fonda sur un fait, et ce fait fut encore contesté par de nouveaux incrédules qui, il faut l'avouer, embrouillèrent extraordinairement la question.

En effet, survinrent les docteurs Galeotti et Chiarugi, à Florence ; à Paris, Alibert en 1813 ; Biett, en 1818 ; MM. Lugol et Mouronval, en 1821 ; qui cherchèrent vainement le ciron dans les pustules d'un assez grand nombre de galeux. Enfin, M. Rayer fit lui-même, à peu près à la

1*

même époque, une foule d'expériences, conjointement avec M. Vincent Chevalier, fort habile opticien, et très-versé dans les exercices microscopiques, et ces observateurs ne furent pas assez heureux pour pouvoir constater la présence de l'*acarus* dans les vésicules de la gale.

Il fut donc encore une fois démontré que l'*acarus scabiei*, diversement figuré par Hauptmann, Cestoni, Redi et Galès, n'existe pas dans les vésicules de la gale de l'homme, et le monde médical en prit son parti. Qu'importe, après tout, si tant est que Mouflet, Morgagni et d'autres aient vu et dit que la gale est un être? Qu'importe, après tout, qu'on la regarde comme un individu ou une matière, dès qu'il est bien reconnu que le soufre tue l'*être* ou neutralise le *virus*.

Ainsi, à un enthousiasme aveugle succède souvent un aveugle abandon. On rejette un nouveau système avec dédain, et l'on oublie jusqu'aux faits même qui, le contenant dans des limites naturelles, semblaient le rendre inébranlable.

Pourtant, Gaspard Casal avait fait conraître le résultat de ses nombreuses observations faites dans les Asturies, sur les traces de l'*acarus* qui s'engendre sous l'épiderme, et qu'on appelle à juste titre *laboureur*, parce qu'il semble labourer la peau entre le derme et l'épiderme; qu'il avance à la manière des lapins, et laisse derrière lui son terrier, en forme de sillon, qui est très-visible à un œil ordinaire, lorsqu'il est éclairé par une lumière assez vive. Le médecin d'Oviédo ajoute même avoir vu des personnes extraire ces animalcules avec la plus grande habileté à l'aide de la pointe d'une aiguille, et les placer ensuite sur un verre poli où on les voyait courir. On savait que de temps immémorial, les habitans des contrées méridionales de l'Europe avaient reconnu l'existence d'un insecte, d'un pou particulier à la maladie de la gale que les femmes du peuple de ces pays extraient avec la pointe d'une épingle (1). Eh bien ! tous ces faits furent méconnus parce qu'on ne fut pas assez habile pour trouver l'*acarus*, et cet insuccès ramena l'incrédulité dans l'esprit des moins difficiles. Cela ne doit pas surprendre quand on sait combien les hommes spéciaux ont de peine à revenir de leurs vieux systèmes, et qu'on les voit, avec l'esprit de partialité qui les domine, se poser en antagonistes devant l'impulsion donnée aux études microscopiques par MM. Raspail, Gruithuisen, Ehrenberg, Velentin, Müller, Dujardin, Turpin, Wagner, Treviranous, Baer, Gluge, Mandl, Donné et Vigla.

Mais il n'est guère dans la loi de l'esprit humain), considéré dans le vulgaire des hommes, de passer d'une croyance scientifique ancienne à une nouvelle, sans hésiter un moment. Que cette hésitation, cette sorte de halte dans la route de la vérité, mérite ou non la pompeuse dénomination de *doute philosophique*, son existence est un fait incontestable, et, comme Descartes l'a remarqué, ce doute est ordinairement l'heureux précurseur de la conviction. A Dieu ne plaise, que je m'élève contre e doute cartésien ! Mais le doute a ses degrés. La sagesse scientifique consiste à bien distinguer entre eux les cas où l convient de douter, ceux où l'on doit affirmer, et ceux enfin où il faut nier. Le doute peut donc avoir aussi son exagération. Les personnes possédées du démon du doute ne disent jamais : telle chose est, mais telle chose peut être. Il semble que la médecine tout entière ne soit pour eux qu'une science de *possibilités* et non de *réalités*. Ils douteraient du mouvement, ils douteraient de la lumière. Pour eux, deux et deux ne font pas quatre, mai peuvent faire quatre ; les deux angles d'un triangles ne sont pas égaux à deux droits, mais peuvent être

---

(1) *Historia natural y medica de el principado de Asturias*, Madrid, 1762, in-4°, Ouvrage publié après la mort de Casal, par J.-J. GARCIA.

égaux à deux droits, etc. Cette monomanie n'est guère plus facile à guérir que les autres. Vous marcheriez bien vainement devant celui qui doute du mouvement. Abandonnons donc à leur triste destinée nos modernes pyrrhoniens et cherchons la vérité où elle se trouve : car il est impossible de méconnaître ce te heureuse tendance de notre époque qui promet à la science un avenir si brillant. En effet, quel siècle fut plus propre que le nôtre à la connaissance de la vérité! Partout surgit une ardeur insatiable d'apprendre ; partout se fait sentir le besoin d'une observation assidue des phénomènes naturels et une aversion prononcée pour tout ce qui est hypothèse.

Une polémique s'étant engagée entre ceux qui prétendaient avoir vu l'insecte de la gale, et ceux qui en niaient l'existence, M. Raspail chercha à éclairer la question en litige. Il examina minutieusement le produit de près de deux cents pustules, sans être plus heureux que ne l'avaient été Alibert, Biett, MM. Lugol, Mouronval et Rayer; mais il se garda bien d'en conclure comme eux qu'il fallait mettre au nombre des fables l'existence de l'*acarus* des galeux.

Jusqu'alors, M. Raspail avait attribué son peu de succès à l'influence du climat de Paris, puis à celle des médicamens, enfin à son peu d'expérience à trouver le gîte de cet insecte ; mais en comparant les figures des auteurs anciens avec celles représentées dans la thèse de Galès, il reconnut que le ciron de la gale, jusqu'alors reproduit comme tel dans les traités élémentaires d'entomologie et les premières éditions de l'ouvrage d'Alibert sur les maladies de la peau, n'était autre chose que l'insecte du fromage ou celui de la farine, et il le publia dans les *Annales des sciences d'observation.*

En effet, tout portait à croire que l'insecte désigné par Galès, comme étant celui de la gale, n'était rien autre que l'*acarus* du vieux fromage, que je me suis introduit entre le derme et l'épiderme, sous les aisselles, aux parties internes des membres thorachiques et pelviens, entre les doigts sans qu'il en résultât la plus petite pustule et la moindre démangeaison.

Ce travail de M. Raspail mit en émoi les autorités compromises; alors on rechercha de nouveau l'insecte en question, et cette nouvelle investigation suscita une polémique encore plus animée que la première. Les uns prétendaient faire regarder les figures données par Galès comme les seules authentiques, d'autres persistaient à nier la présence d'un insecte dans les pustules de la gale.

La question en était donc là, lorsqu'en 1831 M. Raspail reçut, du jardinier de l'école d'Arfort, des débris de la gale d'un cheval que l'on voyait mouvoir à la vue simple, et dans lesquels étaient des insectes bien vivans, dont la configuration générale se rapprochait de la figure donnée par le suédois de Geer. M. Raspail en publia la description dans la *Lancette* du 13 août 1831, et il la reproduisit ensuite dans son *Nouveau système de la chimie microscopique,* en annonçant que l'on retrouverait probablement un jour celui des pustules de la gale humaine, et qu'alors on pourrait s'assurer de l'exactitude générale du croquis de de Geer.

Effectivement, en 1834, M. Rénucci, qui avait eu de fréquentes occasions de vérifier, en Corse, le fait avancé par Casal, aperçut l'*acarus,* et donna le résultat de son intéressant travail, en y joignant la figure exacte du *sarcopte* de la gale de l'homme, que Galès avait confondu avec la mite du fromage.

Les indications données par le médecin corse furent si positives qu'on peut aujourd'hui extraire cet *acarus* de l'homme avec la plus grande facilité; car au bout du sillon dont avait parlé Casal, M. Rénucci fait remarquer un point blanc, qui, lorsqu'on le rencontre, indique infailliblement la présence de l'insecte. (*Rénucci, thèse,* 1835.)

M. Latreille a donné le nom de *sarcopte* à un genre d'insectes aptères, voisin des mites et des cirons, avec lesquels il avait été confondu sous le nom latin d'*acarus*

Ce genre d'insecte, suivant M. Duméril, peut être caractérisé ainsi : tête, corselet et abdomen distincts seulement par des lignes transversales ; huit pattes garnies de cils ou de poils, et terminées par des vésicules. Les *sarcoptes* ont le corps luisant, vésiculeux, un peu transparent. On les voit contracter leurs membres au moment où on les touche, les pelotonner sous leur corps, et rester assez long-temps immobiles. Le repos et l'action de la grande chaleur les font aussi mouvoir ; ce qui permet de distinguer leurs pattes, au nombre de six dans les premiers temps de leur existence, et de huit, quand ils sont adultes. Le corps des *sarcoptes* est globuleux, et ressemble assez à celui de la mite du ciron du vieux fromage, ou même à celui de la farine altérée. On y voit, indépendamment des indices des articulations, des poils rares et isolés. Leur tête forme une sorte de museau court. Enfin tout leur corps, dans son ensemble, est à peine de la grosseur du plus petit grain de sable transparent.

Mon ancien condisciple et ami, le professeur Dugès, prétend que les *acariens* servent d'intermédiaire entre les insectes et les faucheurs d'une part, et les araignées de l'autre. C'est surtout par le genre de vie et l'identité des organes de la manducation qu'ils établissent cette triple liaison. Parmi eux on en voit beaucoup qui vivent en parasites sur de grands animaux, en pompent les fluides au moyen d'un suçoir comparable à la trompe des diptères, des hémiptères, du pou. D'autres ont des mandibules en forme de pince, comme les faucheurs. D'autres ont encore des mandibules munies d'un seul ongle aigu et mobile, comme les araignées. Mais ce qui les distingue des insectes, ce sont leurs huit pattes, l'absence d'antennes, de véritable tête isolée, caractères qui leur sont communs avec les autres arachnides. Ce qui les distingue de ceux-ci, c'est que les mandibules sont toujours cachées dans une lèvre plus ou moins avancée, plus ou moins élargie, soit en gouttière, soit en tube. Jamais d'ailleurs on ne leur voit de segmens ou annéaux, à cette partie du corps que l'on nomme l'abdomen ; jamais cette même partie n'est portée sur un pédicule. Les *acariens*, ainsi déterminés par le professeur de Montpellier, n'étaient autrefois connus que sous les noms communs de *ciron*, de *mite*, d'*acarus*. C'était avant la découverte du microscope, le dernier terme de la visibilité dans le règne animal. Aujourd'hui, c'est une peuplade à laquelle Dugès assigne sept familles, contenant ensemble vingt-quatre genres. Dans cette distribution, il a retranché aux nomenclatures précédentes, et ses suppressions ont porté surtout sur le double emploi d'espèces identiques, prises à des âges différens, et dont il a suivi les métamorphoses. La suite du mémoire de Dugès prouve en effet que tous les *acaridiens* à six pattes ne sont que des larves et non des animaux parfaits.

Je passe maintenant à la description de l'*acarus scabiei* (*sarcopte humanis*) décrit et représenté par M. Raspail dans son intéressant mémoire sur cet animalcule, que j'ai copié, aussi bien qu'il m'a été possible de le faire, dans les *figures* 1 *et* 2 qui se trouvent à la fin de ce mémoire.

L'insecte de la gale de l'homme est blanc à la vue simple ; avec de bons yeux on distingue sur une portion de sa circonférence, quelques points bruns rougeâtres ; il n'est pas besoin d'un verre grossissant pour le voir courir sur une surface colorée. Il a environ un demi-millimètre en diamètre. Lorsqu'il marche et qu'on l'observe de champ au microscope, il paraît applati comme dans la *figure* 2, et dans les endroits transparens, il offre des stries courbes et parallèles qui lui donnent l'aspect d'une écaille de poisson, vue au même grossissement.

Ses pattes antérieures et sa tête sont susceptibles de se cacher sous le corps en se courbant en dessous, et l'on dirait alors que ces cinq organes son rentrés dans la carapace, comme le font les membres analogues de la tortue. Ce qui favorise ce mouvement, c'est la conformation de la surface dorsale de l'insecte qui deborde tout le corps, s'avance comme un toît sur les pattes antérieures de la tête. La portion supérieure du corps de cet animal, placé dans la même position, offre hnit poils égaux graduellement aux quatres pattes postérieures, et les quatre autres sont insérés, deux de chaque côté, de l'anus, sur quatre petits tubercules qu'on ne distingue bien qu'en les faisant saillir en dehors par la pression de la pointe d'une aiguille. Sur les disques de cette surface dorsale, on distingue un système de points saillans dont le nombre et la disposition ont été reproduits dans la *figure* 1. Si l'on se contentait de l'observation sous ce jour, on serait porté à regarder l'insecte comme étant aplati, et ces points comme étant de simples petits cercles; mais en observant l'animal de profil, on voit que la grande tache du centre présente une grande basse, que les surfaces antérieure et postérieure sont bombées également, et que chacun des petits cercles du dos est surmonté d'un poil transparent inflexible. Les quatre rangées de points qui descendent vers l'anus et vers la tête offrent les poils les plus longs.

Les contours du corps présentent des lobes de différentes formes, selon les mouvemens de l'animal et la position qu'il affecte. Quant aux stries dont on a parlé plus haut, elles couvrent toute la superficie du corps, et loin d'être de simples plis de la peau, comme on pourrait être porté à le croire, c'est un vaste tissu cellulaire dont les cellules sont linéaires et en creux, et les interstices en relief. Ce réseau oppose même une grande résistance aux instrumens tranchans, et on le retrouve sur beaucoup d'autres animaux inférieurs, tels que l'*acarus vermicularis*, ou principalement sur l'épiderme d'une foule de plantes. C'ette résistance est si forte qu'il est difficile à l'observateur de tuer l'insecte avec une aiguille, lorsquil procède à son extraction. Il glisse et bondit sous l'instrument, et les poils raides qui hérissent son dos ne servent pas peu à compliquer la difficulté de son anatomie. On sent alors que

son corps jouit d'une certaine dureté, mais que ses pattes et
son museau, auxquels la réfraction de la lumière prête une
delicatesse apparente en les rendant diaphanes, sont écailleux
et cornés, et ne ploient pas sous l'instrument. Cet insecte vit
assez long-temps, quelquefois pendant cinq à six jours.

Tel est l'aspect général et détaillé de l'*acarus* lorsqu'il marche
et qu'il présente le dos à l'œil de l'observateur. Mais lorsqu'on
le renverse pour l'observer sur la surface inférieure du corps,
comme dans la *figure* 2, son organisation se complique et
demande une étude plus minutieuse. On voit très-bien que les
quatre pattes antérieures *a a a a* et la tête *b*, sont implantées
dans tout autant de fourreaux dans lesquels, cependant, il leur
est impossible de rentrer. Ces fourreaux forment une espèce
de plastron *e* d'un effet singulier.

La tête est insérée dans un angle dont le sommet se prolonge
sur le thorax en une ligne d'un rouge doré. Cette tête est d'une
assez grande simplicité, purpurine et courbée en-dessous par
son suçoir qui ne paraît pas être formé d'aucun système visible
de pièces mandibulaires. Lorsqu'on a mis cet insecte dans de
l'acide acétique, et c'est un moyen à employer, comme le dit
plus bas M. Raspail, pour vérifier la structure de plusieurs de
ses parties, on observe sur ses deux côtés, deux vésicules
transparentes que l'on prendrait volontiers pour les deux yeux,
et sur la nuque on voit deux gros points surmontés chacun
d'un poil. Ces poils, lorsqu'ils dépassent la tête courbée, ont
l'air d'être inégaux, parce que deux sont insérés sur la paire
postérieure et deux sur la paire antérieure. D'ailleurs, j'engage,
pour voir tous ces détails, qu'il m'est impossible de reproduire
ici dans mes deux figures, à recourir aux planches de
M. Raspail (*op. cit.*)

Les bords du fourreau des deux pattes les plus voisines de la
tête, se prolongent en deux lignes rougeâtres et se rapprochent
jusqu'à la hauteur de la ligne qui part du cou de l'animal. Les
bords du fourreau des deux autres se réunissent en lignes

rouges à la convexité des lignes dont je viens de parler, de manière à imiter une sorte d'éventail. Les pattes se composent de quatre articulations et d'une pièce basilaire oblique, offrant un triangle dont l'hypothénuse est tournée du côté de la partie postérieure du corps. Chacune de ces articulations est hérissée de poils dont on n'aperçoit que ceux qui se placent sur le côté. La dernière articulation est hérissée de piquans très-courts et armée en-dessous d'un poil raide qui est terminé par un évasement flexible et susceptible de faire le vide, comme les pelottes visqueuses de certains animaux supérieurs, tels que les *rainettes*. Ces pelottes lui servent, en s'appliquant contre les surfaces, à se fixer sur tous les points. Les articulations sont peu distinctes, et les cinq membres antérieurs sont recouverts à moitié par la saillie de la surface dorsale du corps.

Sur le ventre, on aperçoit deux paires d'autres organes que de Geer a rendus grotesquement par quatre poils enflés vers leur base et attachés au ventre. Ces quatre prétendus poils sont les quatre jambes postérieures qui, quoique plus courtes de beaucoup que les antérieures, possèdent la même organisation principale ; seulement elles sont privées de l'apareil propre à la marche, que M. Raspail désigne sous le nom d'*ambulacrum*. A part cette légère circonstance, on y retrouve tout ce qu'on a observé sur les pattes antérieures : 1° la ligne rougeâtre *f* qui borde le fourreau, l'ouverture du fourreau *g*, l'hypothénuse *i* et les quatre articulations. Ici les *ambulacrum* sont remplacés par des poils très-longs ; en tout, celles de ces pattes postérieures qui se trouvent les plus voisines de la tête, sont plus développées que les deux postérieures.

Quand on l'observe à la loupe, ce système de pattes rapprochées, rappelle très-bien la figure donnée par de Geer, et la ligne rouge qui borde le fourreau semble être un poil qui s'enfle en une vésicule rouge à la région de la patte, et s'effile en poil blanc au sommet de la vésicule.

L'anus est tantôt saillant et tantôt caché ; mais pour le rendre très-sensible à la vue, il suffit de laisser dessécher l'insecte : alors le derme reste en conservant sa forme, à cause de sa dureté : l'abdomen se retire et la direction de l'anus se dessine à travers la transparence du derme.

La couleur extérieure de cet animal est d'un blanc de neige, à l'exception des pattes et du museau. Et quoique les poils de ses membres inférieurs soient dirigés en avant, on conçoit qu'ayant la faculté de replier ses pattes et son museau en-dessous, ces poils ne forment aucun obstacle à sa marche lorsqu'il fouille la peau : mais ce qui rend ce travail facile, c'est non-seulement la présence des papilles si dures qui hérissent son dos et qui, dirigées en arrière, servent à opérer une résistance en arrière et à rendre le recule impossible, mais encore la dureté écailleuse de son enveloppe externe qui lui forme une espèce de carapace de tortue.

De nombreuses expériences microscopiques viennent de prouver que le *sarcopte* de la gale humaine a les plus grands rapports d'organisation avec celui de la gale du cheval : mais il diffère de la *mite* du fromage et de la farine avec laquelle il n'est que trop souvent confondu, non-seulement par sa forme, mais encore par la conformation et l'insertion de ses pattes. L'*acarus* du fromage, en effet, au lieu d'être arrondi, est au contraire ovoïde (*voyez les figures* 3 *et* 4. Comme chez la plupart des insectes on remarque sur son dos un corselet : son museau n'est nullement comparable à celui de l'insecte de la gale, et ses pattes, toutes insérées autour d'un plastron ovale, ne sont point terminées par ce tarse en pelotte nommé *ambulacrum* par M. Raspail : différences génériques qui, suivant cet habile observateur, le distinguent des insectes de la gale et nécessitent la séparation en deux genres, des parasites du fromage et de la farine d'un côté, et de l'insecte de la gale de l'autre : en telle sorte qu'il faudrait, suivant lui, laisser les premiers dans le genre *mite* (*acarus*) de Lamarck, et le second dans celui des *sarcoptes* de M. Latreille.

En général, dit M. Raspail, pour procéder convenablement à l'étude de ces sortes d'insectes, il faut les examiner avec soin à la loupe simple : on obtient alors beaucoup plus facilement les rapports mutuels des organes, ainsi que leurs dimensions relatives; mais afin d'arriver à l'exactitude d'une description complète, il faut employer ensuite de plus forts grossissemens, varier le jeu de la lumière par réfraction, en revenir toujours pour la vérification au microscope simple, qui, dans tous les cas, offre à l'observateur exercé, des avantages immenses sur les meilleurs microscopes composés, en ce que, sans grossir autant à la vérité, il n'altère jamais l'image et en révèle bien les détails qui se perdent au microscope composé.

L'usage des réactifs est encore indispensable pour donner à des organes opaques et indéterminables la transparence qui, seule au microscope, permet de les rendre avec vérité. En pareil cas on se sert d'acide acétique concentré, pour vérifier la disposition des points qu'on observe sur le dos du *sarcopte* de la gale humaine. Un séjour, pendant vingt-quatre heures, de cet insecte dans ce réactif, emprisonné dans un des appareils que M. Raspail nomme dans sa *Chimie organique*, *porte-objets à réactifs*, suffit pour rendre transparent l'animal, en dissolvant une grande quantité de sucs albumineux qui entrent dans son organisation.

Les opinions de Biett, de MM. Lugol, Mouronval et Rayer sur la non existence de l'*acarus* dans la gale étaient donc fausses, car si l'insecte n'était pas la cause de cette maladie, on devrait trouver des gales sans *acarus;* or, on n'en trouve point ou très-rarement, encore cela tient-il souvent à ce que l'on a cherché l'insecte dans les points où il existe des vésicules.

Il importe de savoir si l'*acarus* est le parasite ou l'artisan de la gale. M. Raspail résout ainsi cette question : Si le sillon que Casal appelle *cuniculus*, et qui est l'œuvre de cet insecte fouisseur, se rencontre auprès de chaque pustule, alors même

que l'insecte ne s'y trouverait pas, ce serait déjà une grande
probabilité pour croire que la pustule est l'effet de ce travail
de l'insecte. Les pustules galeuses seraient alors des élaborations
anormales déterminées par la présence et la succion d'un
insecte qui désorganiserait le tissu en s'en nourrissant :
phénomène qu'on a tant d'occasions de remarquer sous
l'épiderme des plantes, où la présence et le développement
d'un insecte microscopique déterminent la formation
d'excroissances dont les caractères sont constans, et dont les
effets sont toujours identiques : Ce qui viendrait à l'appui de
cette opinion, c'est qu'on ne trouve jamais l'insecte de la gale
dans les pustules où Biett, MM. Lugol et Mouronval l'avaient
cherché, qu'il paraît même mourir quand on le plonge dans le
pus qu'on en retire, en sorte que la pustule doit être non
l'objet de sa friandise, mais l'effet de son travail sous-cutané.
Enfin, si la pustule se forme consécutivement au sillon,
et que le sillon ne se forme jamais après la pustule, il
deviendra évident que la gale est le produit et non l'appât du
*sarcopte.*

Après avoir reproduit avec assez de détails l'historique du
*sarcopte* de la gale humaine, il me reste à indiquer le procédé de
M. Rénucci pour le trouver.

Des vésicules de la gale étant données, récentes et intactes
surtout, car si un traitement est commencé ou si elles ont été
déchirées par les ongles, l'*acarus* est mort ou bien il en est
sorti, on voit à la base de chacune d'elles, des sillons qui se
dirigent en différens sens. Tantôt le sillon monte vers le
sommet de la vésicule, tantôt il se contourne, tantôt partant
de sa base, il se prolonge vers la peau environnante;
d'autrefois la direction de ce sillon offre un aspect différent : il
ne présente rien de fixe; mais toujours à l'extrémité de celui
qui est le plus éloigné de la vésicule, on aperçoit un petit point
blanc, circonscrit et visible à l'œil nu, et ce point blanc où
l'épiderme est légèrement soulevé, correspond à la partie

postérieure de l'insecte. Dans les pays chauds, cependant, la tête du parasite se fait remarquer par un point brunâtre. Toutes les fois que ces points blancs ou brunâtres sont visibles à l'extrémité du sillon, ils sont l'indice certain de la présence de l'*acarus*. Cet insecte se trouve assez souvent encore à la base de la vésicule, quelquefois sur les côtés, mais très-rarement et presque jamais à son sommet. Ce qui explique pourquoi ceux qui l'ont cherché soit dans ce point, soit dans le fluide de la vésicule, avec tant de persévérance et sans avoir réussi à le trouver, ont été induits à conclure qu'il n'existait pas. Dès qu'on l'a découvert, on perce l'épiderme à l'aide d'une épingle ou d'une aiguille, à une demi-ligne à peu près du point blanc, vers lequel on se dirige toujours. En déchirant l'épiderme, on doit éviter d'enfoncer trop profondément l'instrument pour ne pas blesser l'animal; on renverse les petits lambeaux, soit d'un seul côté du sillon, soit des deux; puis on fait passer la pointe de l'aiguille ou de l'épingle au-dessous du point blanc et on soulève ainsi l'*acarus*, qui, le plus souvent, paraît avoir la tête comme rentrée sous une carapace, ainsi que le fait la tortue.

Pour des yeux peu exercés, cet animalcule pourrait paraître un grain de fécule ou un petit lambeau de l'épiderme qu'on vient de déchirer; la seule difficulté que présente cette petite opération, c'est de percer le canal de manière à ne point tuer l'insecte; mais en prenant les précautions ci-dessus indiquées, et avec un peu d'habitude, on évite toujours cet accident. En général, pour pratiquer convenablement l'extraction de l'*acarus*, il faut, non-seulement être doué d'une grande patience lorsque la maladie a une certaine étendue, mais encore posséder quelques notions sur la marche de l'animalcule, sur les ravages qu'il peut produire, et sur la manière dont il manifeste sa présence. Ainsi, chercher le lieu de l'élection marqué en général par un point blanc, enfoncer l'instrument à quelque distance de ce point, rejeter les lambeaux de l'épiderme, soulever l'*acarus* qui se présente à l'œil comme un atôme de riz ; tels sont, comme on le voit, les quatre préceptes principaux de l'extraction, et desquels il ne faut pas s'écarter lorsqu'on veut la faire avec avantage. Elle est surtout facile chez les enfans, et principalement lorsque la maladie est encore locale.

Déposé sur un corps poli ou sur l'ongle après son extraction, l'*acarus* reste d'abord immobile comme le font la plupart des insectes qui se sentent toucher ; mais bientôt il se ranime et marche avec une assez grande rapidité pour qu'on craigne qu'il ne s'échappe de cette surface, et qu'on soit obligé de l'y maintenir. (*Rénucci, op. cit.*)

Des faits acquis et irrécusables ne permettent plus de douter que l'*acarus* ne soit l'agent de la contagion de la gale, et qu'il n'ait pour effet la production de ces papules, de ces vésicules ou de ces pustules plus ou moins nombreuses qui ont leur siége, d'abord entre les doigts, au poignet, au jarret, ensuite aux aines, aux aisselles, sur l'abdomen et à la poitrine.

M. Albin-Gras, a observé que l'*acarus* ne se rencontrait jamais ailleurs que sur les galeux ; que neuf fois sur dix il avait rencontré cet insecte en plus ou moins grand nombre chez les personnes qui n'avaient commencé aucun traitement ; que celles, au contraire, qui avaient fait usage du soufre ne présentaient pas ces parasites sur les mains. (*Mémoire sur le rôle que joue l'acarus de l'homme dans la production de la gale*, 1836.)

La gale est caractérisée, comme on le sait, par une démangeaison spéciale pouvant se faire sentir en des points où la peau paraît saine, par des vésicules accumulées aux mains et aux pieds, vésicules qui n'existent en général que là, par une éruption papuleuse sur le corps, et, enfin, quelquefois, par de grosses pustules *Phlysacia æthyma* des auteurs. Elle diffère du prurigo par le siége des pustules et par d'autres caractères indiqués, surtout pour la première fois, par Alibert, MM. Chamberet et Mouronval.

Les symptômes de la gale sont quelquefois graves et très étendus : la démangeaison atteint presque constamment un degré d'intensité remarquable, qui prive le malade du sommeil. Eh bien ! en présence de ces effets, lorsqu'on vient à chercher le nombre d'*acarus* existant sur ces mêmes individus, on est frappé de leur petit nombre. L'action irritante que leur présence pourrait occasionner n'est nullement en rapport avec la fatiguante démangeaison que le galeux éprouve sur tout le corps, ainsi qu'avec le petit nombre des vésicules, des pustules, et l'étendue de l'éruption papuleuse dont il est souvent couvert.

J'ai remarqué, ainsi que l'avait fait M. Albin-Gras, que sur les malades les plus maltraités, on ne rencontre parfois qu'un très-petit nombre d'*acarus* sur les mains ; et même que très-fréquemment il est impossible d'en trouver sur le reste du corps. Si on en rencontre quelquefois, ce n'est guère qu'aux seins, aux aisselles et aux scrotum.

En examinant les vésicules des mains, on voit que quelques-unes d'entre-elles sont situées à l'origine ou sur le trajet des sillons que creuse l'insecte ; mais c'est souvent le plus petit nombre, et une grande partie de celle-ci naissent sans qu'il y ait auprès la moindre trace de *cirons*. J'ai examiné le pli du bras de plusieurs galeux, sans y rencontrer de *sarcoptes*, quoique l'éruption papuleuse fut presque toujours assez prononcée sur ce point. Je ne prétends pas conclure de là qu'il n'y ait aucun insecte sur ces parties. Quelquefois on retire une assez grande quantité d'*acarus* des mains de certains galeux qui présentent peu de vésicules, et chez lesquels la démangeaison est à peine sensible.

M. Aubé, voulant expliquer la disproportion entre le petit nombre des *acurus* et l'intensité des symptômes de la gale, a supposé que l'*acarus* était noctambule, que le jour il se cachait dans les vêtemens et les plis de la peau, et qu'il sortait la nuit pour exercer ses ravages. J'ai interrogé, à cet égard, un grand nombre de galeux, et tous m'ont dit, en effet, avoir éprouvé beaucoup plus de démangeaison la nuit que le jour.

Suivant MM. Leroy et Vendenhcke, l'*acarus* pond des œufs, son accouplement a été observé chez deux espèces voisines, l'*acarus* du mouton et celui du cheval : cet insecte est donc trop parfait pour être le fruit de la génération spontanée, généralement rejetée d'ailleurs par la plupart des bons naturalistes. Pourquoi donc, s'il n'était pas l'agent de la contagion de la gale, se trouverait-il sur tous les galeux au début de la maladie? Rien ne pourrait l'attirer de préférence sur ceux-ci plutôt que chez les personnes atteintes de dartres ou de prurigo.

Si on examine l'organisation elle-même de l'insecte comparativement à celle d'un autre parasite, du *pou*, par exemple, on voit que, tandis que chez celui-ci la majorité des individus sont femelles et que chacun d'eux renferme presque toujours un grand nombre d'œufs dans son oviduc, on ne rencontre parmi les *acarus* que quelques individus qui, examinés au microscope, laissent apercevoir à travers leur ventre un seul œuf; il y a loin de là à l'énorme fécondité des pédicules, et il ne faudrait rien moins que cette énorme fécondité chez les *acaridiens* pour expliquer l'intensité quelquefois si rapide des symptômes de la gale.

Il est impossible qu'un effet analogue par sa forme, sa place, son mode de développement, ne reconnaisse pas pour auteur une cause analogue; la nature n'a pas plusieurs lois pour reproduire la même chose. Or, jusqu'à présent, on s'est trop arrêté en médecine, sous le rapport qui nous occupe, à la considération de l'effet; en se plaçant à ce point de vue, on n'eût certainement pas manqué d'obtenir, depuis longtemps, les résultats qui bientôt seront appelés à enrichir la science, et à faire passer l'étude des maladies de la peau, par exemple, du domaine de l'observation médicale dans celui de l'entomologie.

Si, comme l'observe fort bien M. Raspail, le *pou* qui cause de si vives démangeaisons, désorganise les tissus vivans de mille manière différentes; détermine, par ses piqûres, la formation de croûtes épaisses qui s'etendent de proche en proche sur le cuir chevelu, et abritent, contre le traitement, la vermine qui pullule au-dessous, n'avait pas été reconnu de longue date comme l'artisan de ces tissus dégoûtans, la nomenclature aurait puisé plus d'une espèce de *favus* ou d'*impetigo* dans les caractères de ces croûtes.

Le *pediculus pubis* occasionne des démangeaisons insupportables, et de petits boutons de la couleur de la peau, que les ongles excorient et qui se couvrent de croûtes, principalement à la région pubienne, aux aines, au scrotum, aux aisselles, aux sourcils. Cet insecte, qui se loge dans le tissu de la peau, se transmet durant le contact des parties sexuelles, probablement aussi par l'intermédiaire du linge. Cette affection, qui n'offre d'ailleurs aucun danger pour le sujet, se prolonge indéfiniment quand l'art n'en arrête point la marche. Faites des frictions avec l'onguent mercuriel sur les parties du corps infestées par ces insectes; prenez un bain, et tous les symptômes de la maladie de la peau que Frank appelle *psoriase* cesse à l'instant même.

Le *cousin* avec sa trompe, couvre la surface de notre corps de petites pustules, et ses piqûres occasionnent la fièvre. Supposez le cousin infiniment petit : les effets de ces piqûres seront enregistrés comme les signes d'une maladie spontanée. Or, les dimensions d'insectes de la même espèce n'ont point de limites connues, et la nature n'a pas plus taillé au même mètre les insectes que les mammifères, dont le type passe si brusquement du mastodonde et de l'éléphant à la plus petite souris.

Il est dans les champs une foule d'insectes moins connus, qui en s'attachant à notre épiderme y déterminent des accidens cutanés d'un caractère particulier. M. Raspail a eu l'occasion d'étudier les effets de la piqûre de l'un d'entre eux, du petit *acarus des moissons*, que les paysans désignent sous le nom de *rouget*, à cause de sa couleur. Il suffit de se promener après la moisson à travers un guéret, pour avoir la jambe couverte de ces microscopiques vampires, dont chaque morsure produit un bouton. L'animal se loge dans la peau, de manière que le frottement l'y fait entrer davantage et empire le mal. Une démangeaison atroce se manifeste à l'entrée de la nuit et vous poursuit jusqu'au matin d'une fièvre brûlante. Si on a le malheur de s'asseoir et de s'étendre sur ces champs ainsi infestés, le *rouget* s'attache aux bras comme aux jambes, il s'insinue entre les doigts, et bien des médecins, non prévenus, s'y sont trompés, et ont entrevu, dans ce dernier caractère, des symptômes de la gale ordinaire : Si cet insecte se multipliait sur l'homme, il ne survivrait pas à son invasion, il succomberait sous la fièvre; et alors si le paysan n'était pas là pour avertir le médecin, celui-ci n'aurait pas manqué de ranger ce cas parmi les contagions les plus terribles. Heureusement pour l'humanité, comme pour la nomenclature, le lendemain l'insecte est repu et quitte sa proie.

Les naturalistes ont décrit, sous le nom de *pulex pénétrant*, un petit insecte qui est l'effroi des colonies, et que l'on y connaît sous le nom de *chique*. Cet insecte s'attache à la peau des jambes, et à la plante des pieds des esclaves surtout, parce que ceux-ci vont aux champs les pieds nus. Il pullule dans les chairs avec une effroyable fécondité, et produit alors des pustules purulentes. Les *bonnes-femmes* du pays guérissent de la *chique*, en extrayant un à un l'insecte auteur du mal. Mais si par malheur on laisse au vampire le temps de se loger plus avant dans les chairs, la jambe grossit, les muscles se déforment, le tissu cellulaire se charge de nouveaux tissus, la forme du pied disparaît sous cette masse qui se multiplie, la jambe elle-même perd toutes ses proportions : Dans ce cas, la maladie a tous les caractères de l'éléphantiasis ; aux yeux des médecins, le sujet est atteint du *mal des Barbades*, du *mal des colonies*, aux yenx des habitans du pays, il à la *chique*, c'est-à-dire, l'insecte dont on ne peut plus le délivrer : et dès ce moment le mal est mortel. (*Raspail. Des maladies qui peuvent être l'œuvre des insectes. Expérience, V. 1, p. 224, 1837.*)

On voit, par ces citations, que la présence d'un insecte produit une vraie maladie de la peau, en désorganisant en pustules, en plaques furfuracées, en vésicules ou bien enfin en tissus qui ne diffèrent des tissus normaux que par l'anomalie de leur dimension, de leur position et de leur forme. Cela fait voir aussi combien de maladies de la peau peuvent se rapprocher de la gale. Enlevez ces insectes jusqu'aux derniers, ainsi qu'on le fait pour l'*acarus* de la gale dans le midi, et vous aurez fait disparaître en quelques heures, en un jour ou deux, jusqu'aux traces de pustules, de plaques, de vésicules, et jusqu'au souvenir de la démangeaison et de la douleur souvent si cuisante qu'elle donne la fièvre.

Frascator, Hildenbrand, Fernel, Sennert et Nacquart ont rangé la gale parmi les maladies contagieuses par contact médiat; Quesnay parmi la forme de contagion qui donne aux maladies la propriété de s'étendre d'un corps à l'autre, et de multiplier la cause qui les a excitées, de se multiplier elles-mêmes dans d'autres sujets par cette augmentation de cause; Foderé parmi les contagions indigènes; M. Rayer parmi les maladies contagieuses proprement dites; M. Rochoux parmi les contagions ayant un germe susceptible de se reproduire et de se multiplier, à la manière des êtres organisés; enfin, M. Basin parmi les contagions uniformes constantes.

Le mot contagion, dans l'acception qu'il a reçue et qu'on lui donne encore, est un obstacle aux progrès de la médecine. Il sera tel tant qu'on l'appliquera pour désigner des maladies essentiellement distinctes. M. Martin Solon, dans un article sur la contagion, inséré dans l'*Encyclopédie méthodique*, est tombé dans le même inconvénient que les auteurs que je viens de citer. Le nom de maladies contagieuses ne devrait être donné qu'aux affections qui se communiquent par le contact, ainsi que l'exprime la racine du mot, *tangere cum.*

Cette confusion d'idées n'a rien qui doive surprendre, car depuis le quinzième siècle, les médecins sont divisés en deux partis, dont l'un étend considérablement le nombre des maladies contagieuses, tandis que l'autre le rétrécit à quelques-unes qui sont évidemment transmissibles par le contact. Cette dispute de mots n'a servi qu'à faire couler des flots d'encre, qu'à consacrer des erreurs, qu'à empêcher que des vérités ne se propagent, qu'à isoler les savans qui, réunis, auraient contribué puissamment aux progrès de la science.

M. Requin, sans remonter jusqu'à l'influence qui préside à la contagion, ne tenant compte que de son intensité, considère la gale comme évidemment contagieuse, et il a raison de penser ainsi; mais il ne faut pas attribuer cette contagion à un ferment qui s'échappe des vésicules, à la sérosité enfin, que je me suis inoculée à diverses reprises, ainsi qu'à plusieurs personnes sans que ce principe contagieux ait pris naissance ni chez elles ni chez moi.

Tout le monde sait que Linné (*amœnit, acad., vol. V, p. 92. Exanthemata viva,*) pensait que toutes les maladies contagieuses de la peau doivent leur origine à des insectes ou à des vers, que cette opinion a été soutenue par Jean-Henri Reimarus (*Notice remarquable sur la peste de Toulon,* 1721), par Kuha, et qu'aujourd'hui elle compte encore quelques partisans parmi lesquels on peut citer M. Raspail.

L'importation de la gale n'a nullement été notée : la dartre furfuracée, qui certainement est souvent contagieuse, se développe spontanément: l'origine des maux vénériens, dont l'histoire fut torturée par Oviédo, Astruc, Girtanner, Sydenham, Haller et Boerhaave, se perd dans la nuit des temps.

On a cru faire un raisonnement très-concluant en disant

que, si une maladie contagieuse pouvait se développer d'elle-même chez un sujet, il serait absolument inutile d'admettre un transport par voie de contact. Certes, il n'est pas d'erreur plus palpable. Une maladie venant à se transmettre par le contact, on demande si le sujet qui l'a communiquée à celui qui l'a reçue, l'avait lui-même contractée par contagion, ou si elle s'était développée en lui de toute autre manière. N'est-il pas évident que, quelle que soit la réponse à cette question, il n'en demeure pas moins certain que cette maladie s'est transmise d'un sujet à l'autre, et que celui-ci l'a contractée par contagion. On hésite, par conséquent, à taxer d'erreur un homme tel que Frédéric Hoffmann, lorsqu'il dit avoir observé une épidémie de gale sans contagion préalable.

On a dit que le virus vénérien ne s'engendre jamais spontanément. Laissant de côté le virus, l'assertion est fausse, relativement aux maladies elles-mêmes; car, chez l'homme comme chez les animaux, le coït et une foule d'autres causes, internes et externes, font naître, aux organes génitaux des deux sexes, des phlegmasies susceptibles d'être communiquées à d'autres individus. Moïse, Hippocrate, Galien, Dioscoride, parlent de maladies survenues aux organes génitaux, analogues à celles qui caractérisent la syphilis. Juvénal et Martial ont décrit certains accidens qui sont la suite du coït impur. Jean Hunter, qui ne partagea pas les erreurs grossières accréditées par Oviédo y Valdez, et que Harrera et Barthelemy-de la-Casa ont si noblement démenties, a observé qu'il existe des maladies semblables à celles que produit le virus vénérien. Arnaud-de-Villeneuve peut être mis au nombre des médecins qui ont traité, dès le XIII<sup>e</sup> siècle, des maux vénériens, en sorte qu'il est reconnu, presque généralement aujourd'hui, que cette affection, due au rapprochement des sexes, est aussi vieille que le monde.

Pringle, dans son traité des *maladies des armées*, qui fit une si grande sensation dans le monde savant, et surtout dans la médecine militaire et la médecine nautique, lorsqu'il parut, en 1752, considère la gale comme contagieuse, c'est-à-dire, se communiquant par le contact de la personne infectée, de ses habits, de son linge, de son lit, et jamais par les émanations du corps. De sorte que le médecin anglais n'attribue point la fréquence de la gale, dans les armées, au changement d'air ou de nourriture auquel les soldats sont exposés dans les expéditions militaires, mais à la malpropreté des vêtemens et de la peau qui engendre des insectes, lesquels se communiquent par les recrues qui arrivent dans les régimens, aux anciens soldats qui se trouvent sous la même tente ou dans les mêmes casernes que les premières.

Au reste, tout le monde est d'accord sur la contagion de la gale; c'est un fait reconnu de toute antiquité, mais, depuis peu, on a cru reconnaître la cause immédiate de la contagion psorique, le pourquoi, le comment de sa transmission d'une personne à une autre par le simple contact. Cette cause est un être vivant, un insecte auquel on a donné tour à tour le nom de *ciron*, d'*acarus* et de *sarcopte*. C'est cet insecte qui produit la vésicule de la gale, et qui y fixe son domicile. Si une main imprudente se met en contact avec celle d'un galeux, aussitôt quelques-uns de ces insectes quittent la peau d'un sujet qui en est infesté pour passer dans celle d'un individu sain, et voilà la gale transmise dans l'immense majorité des cas.

On voit des individus contracter la gale chaque fois qu'ils touchent à un galeux, tandis que d'autres le font impunément, attendu que tous les sujets ne se trouvent pas dans les conditions que recherchent l'insecte : ainsi les *poux* qui rongent les enfans ne remontent pas toujours jusqu'à la nourrice; les *punaises* et les *puces* s'attachent à certaine chair plutôt qu'à telle autre.

Afin de résoudre la question de savoir si l'*acarus* est l'agent de la contagion de la gale, M. Albin-Gras tenta sur lui-même des essais d'inoculation de l'*acarus*, et l'éruption se manifesta.

Des *acarus* ayant été placés entre les doigts d'un élève en pharmacie de l'hôpital Saint-Louis, celui-ci contracta la gale. En 1835, il existait, dans le service des aliénés de la Salpétrière, deux jeunes filles de 18 à 20 ans, tombées accidentellement dans un état de stupeur et d'engourdissement remarquable tel, qu'elles gardaient la place et les attitudes dans lesquelles on les mettait. M. Pariset, à l'exemple de Meklin, de Lorry, de Sebenck, de Hidan et de Rivière qui avaient guéri plusieurs sujets atteints de manie mélancolique en inoculant la gale, jugea convenable d'en faire autant pour ces deux jeunes personnes, au moyen de quelques *acarus* qu'on plaça sous les aisselles de chacune d'elles. Une de ces filles contracta la gale, et, chose remarquable! elle fut guérie de son affection mentale. Rendue ensuite à sa famille avant l'entière guérison de la gale, elle la communiqua à son père et à sa mère. On cite dans la *Gazette médicale de Berlin*, octobre 1835, un cas de surdité guérie par l'inoculation des *acarus huminis*.

Je me suis inoculé, à plusieurs reprises, des *acarus* entre les doigts, après m'être préalablement frictionné ces parties avec une pommade soufrée, sans avoir contracté la gale. Cette précaution ayant été négligée à dessein, il en fut autrement ; mais aussitôt après l'apparition des premières vésicules, je fis deux frictions sulfureuses, et la gale cessa sans que des pustules se manifestassent sur les autres régions du corps.

Il est facile d'enlever l'*acarus* en déchirant l'épiderme avec la pointe d'une épingle ; il s'accroche de suite à l'extrémité de celle-ci, et on peut alors le transporter où l'on veut ; si on le place sur l'épiderme d'une personne saine, il s'y enfonce, s'y multiplie, et développe la gale au bout d'un temps variable. Les linges et les étoffes sur lesquels se trouvent des *acarus* ou les œufs de ces insectes, peuvent également transmettre la maladie. La malpropreté favorise singulièrement ce développement ; cependant, les personnes les plus propres n'en sont pas exemptes, et il n'est pas rare de voir la gale s'introduire dans les familles aisées, au moyen des bonnes ou des domestiques. L'intervalle qui s'écoule entre l'époque où un individu a été soumis au contact d'un galeux, et celui où la maladie se déclare, est très-variable : il peut s'écouler de huit à vingt jours et plus ; dans cet intervalle, il y a presque toujours quelques démangeaisons ; mais à une certaine époque, celles-ci augmentent rapidement, et la maladie n'est plus douteuse.

C'est à tort que M. Albin-Gras pense que l'*acarus* ne produit pas la gale seulement en irritant mécaniquement et en enflammant la peau ; mais qu'il y a une action *physiologique* et *vitale*, qui agit, en un mot, au moyen d'un *virus* particulier, en regardant le mot *virus* comme synonyme de cette phrase : *agent inconnu qui, avec une petite action apparente, produit de grands effets ;* et il rapprocherait le mode d'action de l'*acarus* de celui de certaine race d'insectes, qui, en plaçant un petit œuf sur le chêne ou sur un autre végétal, y développent, suivant leurs espèces, diverses variétés d'excroissances souvent nombreuses. Mais M. Albin-Gras est loin d'assimiler cette espèce de *virus* à celui qui produit la variole.

Or, si la transmission de la gale est, comme on n'en peut plus douter, l'œuvre d'un insecte et non du pus contenu dans les vésicules, il faut cesser d'admettre, à l'égard de la gale, ce mot *virus* si souvent reproduit, si fréquemment employé dans le langage et dans les écrits des médecins. Il faut cesser de dire avec Nysten que le *virus psorique* est un principe inconnu dans sa nature et inaccessible à nos sens, mais inhérent à quelques-unes des humeurs animales et susceptible de transmettre la maladie qui le produit. Il faut cesser de dire avec Marc qu'il est un liquide particulier, qui possède incontestablement la faculté contagieuse, dont la plus petite quantité renferme toutes les conditions nécessaires au développement de la maladie, et suffit pour la produire, toujours absolument la même. Il faut cesser de dire avec Nacquart qu'un *virus* est un principe, un germe, qui, toujours identique, ne fait que se transporter d'un individu à un autre, presque sans s'altérer, et qui produit des maladies qui sont essentiellement les mêmes, quels que soient les temps, les circonstances et les lieux dans lesquels on les observe. Enfin, il faut cesser de dire avec Dumas qu'un *virus* est un principe qui produit une irritation proportionnée à sa force inhérente dans les parties soumises à son action immédiate, et dont les effets, quoique variables en raison de causes générales qui les modifient à l'infini, suivent néanmoins une marche constante, sous ce rapport qu'ils sont toujours relatifs à la nature et aux qualités de la matière agissante. Non, ce n'est pas cela, il faut substituer au mot *virus*, celui d'*acarus*, sorte de poison animal qui irrite la peau, est transmissible par le contact, les vêtemens et le linge, lequel a le soufre pour antidote.

Le point de vue sous lequel je viens de présenter le mode de contagion de la gale, tend spécialement à en faire connaître la nature intime.

Quelques pathologistes, parmi lesquels je puis citer Hévin, se basant, sans doute, sur une distinction peu précise, ont établi deux gales, l'une *bénigne* ou *humide*, l'autre *maligne* ou *sèche*, lesquelles ne diffèrent que par le volume des pustules; l'une est la grosse gale (*scabies crassa*), l'autre est la miliaire ou canine (*scabies canina*); celle-ci se nomme aussi gale *sèche*, parce qu'elle ne suppure pas, et gale *prurigineuse* ou grattelle, parce qu'elle cause un prurit plus vif que l'autre.

Il est aisé de voir que les anciens confondaient la gale avec toutes les maladies pustuleuses de la peau, que pour eux la grattelle, la teigne, les dartres étaient des gales, et ces éruptions psoriques, le produit du croupissement de l'humeur de la transpiration, retenue en congestion dans les vaisseaux excrétoires de la peau, dont elle ulcérait enfin les extrémités, et formait par là les maladies contagieuses auxquelles cette partie est sujette.

Outre la malpropreté du linge et des vêtemens qui touchent immédiatement la peau, ils reconnaissaient d'autres causes prochaines ou éloignées de la gale dans les différentes espèces d'acrimonie saline ou virulente dont nos humeurs sont susceptibles, et dans la faiblesse de l'action des vaisseaux cutanés. Ainsi, les sucs de la transpiration croupissant dans ces vaisseaux, y contractaient différens degrés d'acrimonie et de malignité, qui occasionnaient des gales spontanées, sans que les sujets aient été exposés à la contagion. Ils trouvaient la cause de ces acrimonies psoriques, dans un mauvais régime habituel, dans la suppression ou la diminution des excrétions naturelles, et dans l'infection de la masse des humeurs par le *virus* scorbutique ou vénérien.

De là, il s'en suivit qu'ils admirent des gales *critique*, *scorbutique* et *syphilitique* ; mais depuis qu'il est bien reconnu que la gale proprement dite est le produit de *l'acarus scabiei*, il s'agit de savoir si on rencontre cet insecte dans les cas où la maladie est jugée due à la syphilis ou au scorbut. Si on ne trouve pas *l'acarus* dans ces éruptions, c'est qu'elles sont vénériennes ou scorbutiques, et non *acaridiennes*.

*Les pustules galeuses dites vénériennes* ont une forme conique comme les boutons de la gale ; leur volume est le même, mais au lieu de présenter à leur sommet une vésicule d'où s'écoule une humeur séreuse et limpide, elles se gercent, se dessèchent et tombent en écailles furfuracées. Elles ne causent aucune démangeaison, et jamais on n'y rencontre l'insecte de la gale *acarus scabiei*.

Pringle fait remarquer que le scorbut et la gale qu'on observe simultanément chez le même individu à bord des vaisseaux, doivent être considérés comme deux maladies très-distinctes ; la première, parce qu'elle provient du mauvais air, de la mauvaise eau, des provisions corrompues, du manque de fruits et d'herbages : la seconde, parce qu'elle tire son origine d'un insecte et de la contagion, et, enfin, parce que chacune de ces maladies exigent un traitement différent. Il suppose que le *psora* des Grecs et le *scabies* des Latins dont il est mention dans Paul d'Egine et Celse étaient tout autre chose que la gale puisque sous ces deux noms, les anciens médecins décrivent des maladies de la peau qui n'ont aucun rapport avec la gale : Enfin, le médecin anglais conclut de ce qui précède, que cette éruption devait être tout-à-fait inconnue, ou du moins très-rare de leur temps (*op. cit.*).

Bien que les anciens aient étrangement abusé de la dénomination de la gale pour designer la plupart des maladies de la peau, il faut leur rendre cette justice, qu'ils ont eu le soin d'assigner une méthode thérapeutique bien distincte à chacune d'elles. La gale simple était traitée par le régime humectant et adoucissant ; par l'administration méthodique des remèdes tant internes qu'externes. On prescrivait des bouillons de veau et de poulet, ou des aposèmes faits avec les racines de patience sauvage et d'*enula campana*, les feuilles de chicorée amère, de petite centorée et de cerfeuil, aiguisés de quelques sels neutre ou essentiel. On donnait aussi les sucs exprimés et épurés de fumeterre, de buglosse et de pissenlit, étendus dans du petit lait clarifié qu'on entremêlait de purgatifs. La fleur de soufre était donnée à l'intérieur, depuis dix grains jusqu'à trente, avec autant de crême de tartre, comme le moyen le plus sûr de dépurer le sang, attendu qu'il pénètre, par ses parties actives dans la masse des humeurs, et qu'il en expulse, par les pores cutanés, les sucs viciés qui l'infectaient. Les saignées n'étaient pas négligées chez les sujets pléthoriques, lorsqu'il y avait suppression de quelque évacuation de sang périodique ou habituelle. Les bains n'étaient indiqués que dans les cas de gales sèches avec prurit et aridité de la peau. Dans la grosse gale croûteuse à laquelle le *virus syphilitique* paraissait avoir pris part, on joignait l'administration du

mercure aux moyens déjà indiqués. Reconnaissait on à la gale
un levain *scorbutique*, on avait le soin d'ajouter à la médication
ordinaire les anti-scorbutiques doux. Enfin, quand on avait
convenablement dépuré le sang, on corrigeait le vice
particulier de la peau par les topiques choisis suivant l'espèce
et le caractère de la gale. Ainsi, dans les gales humides et
ulcéreuses, on faisait laver les parties malades avec l'eau des
forgerons, ou avec une décoction de tabac et de scabieuse,
aiguisée d'un peu de sel de Saturne ou de vinaigre de plomb.
Après ces lotions, on frottait les parties d'une pommade faite
de fleur de soufre, ou bien avec l'onguent de céruse. La gale
était-elle *sèche (grattelle prurigo)*, on recommandait alors les
douches et les lotions avec l'eau de savon et parties égales de
lait, ou encore avec une décoction de feuilles de mauve, de
pariétaire et d'écorce moyenne de bourgêne coupée aussi avec
le lait, afin de relâcher le tissu de la peau, et favoriser la
transpiration. On graissait ensuite les parties soit avec le cérat
opiacé, soit avec la pommade officinale, et alors que ces
moyens ne suffisaient pas, on avait recours à l'onguent
mercuriel.

On voit que si les anciens s'égarèrent, les modernes n'ont
point échappé au piège, puisqu'ils se sont jetés dans la fausse
route que je viens de signaler, parce qu'ils n'ont pas su tirer
convenablement les inductions, et qu'ils ont eu le malheur
d'oublier la source d'où elles découlent. Voilà pourquoi
l'expérience a été méconnue, que la médecine empirique s'est
corrigée si difficilement, tant les pathologistes étaient dominés
par une idée exclusive d'un *virus* contagieux, d'un acide
corrosif, d'une acrimonie de la sérosité.

Aujourd'hui que la médecine suit une marche plus sévère,
il est indispensable de faire rentrer la gale dans la nomenclature
des maladies entomologiques, et, par conséquent, de cesser
d'attribuer sa production à une acrimonie particulière. acide,
saline, alcaline de la lymphe ou du sang, à une humeur

virulente *sui generis*, capable de déterminer une maladie semblable à celle dont l'une ou l'autre sont le produit, mais bien à une cause conjointe.

En effet, comment supposer avec les anciens, que le prétendu *virus psorique*, tel qu'il est encore admis par quelques modernes, puisse se propager par le simple contact de la peau de l'homme sain avec celle de l'homme atteint de la gale, si ce *virus* n'est pas l'œuvre d'un insecte. On concevrait cette hypothèse s'ils avaient admis pour condition essentielle de transmission, l'absence de l'épiderme, la solution de continuité du tissu non affecté avec le tissu malade. Les anciens et les modernes auraient-ils oublié que la peau est une barrière vivante et sensible opposée, par la nature, à l'action d'une foule d'objets nuisibles?

Ici l'état des propriétés vitales n'est que secondaire. Le corps étranger, l'*acarus* est le point capital, la cause prochaine de l'altération de la peau. L'insecte est l'artisan des pustules et non le parasite : il est facile de le démontrer, puisque les pustules, dans le principe de leur formation, sont l'œuvre des *acarus*, et que, ces insectes une fois détruits, la maladie cesse d'elle-même, ce qui fait que l'indication thérapeutique se déduit comme conséquence nécessaire du caractère même assigné a la gale.

Ainsi donc, il faut encore mettre de côté les classifications plus ou moins séduisantes des éruptions cutanées, mais passablement défectueuses de Lorry, de Plenck, de Villan, de Pinel, de J.-J. Franck, d'Alibert et de Bateman, pour donner à l'affection psorique, à laquelle on ne peut plus contester la présence de l'*acarus*, le nom d'*acarite*, dénomination beaucoup plus caractéristique et rationnelle que celles puisées d'abord dans le mot grec *psora* qui ne désigne nullement une maladie vésiculeuse susceptible de se transmettre par contagion; ensuite dans celui de *scabies* de Celse qui a été employé primitivement pour désigner diverses maladies de la peau qu'il serait assez difficile de déterminer, et que les auteurs, qui ont écrit en latin depuis la renaissance des lettres, ont admis comme l'équivalent de notre mot *galle;* enfin, dans les mots de *gale,* de *grattelle,* de *psoride pustuleuse* qui, à leur tour ne signifient autre chose : qu'*éruption* de *petites pustules sur la peau, avec démangeaison;* et n'indiquent, par conséquent, que les symptômes occasionnés par l'action des insectes dans la peau, tandis que le mot *acarite* donne une idée précise de la véritable cause des pustules, ainsi que de la démangeaison, et fera qu'on n'adressera plus les remèdes à de vaines dénominations qui jettent la médecine dans cet empirisme qui consiste à trouver un remède approprié à la maladie, sans se mettre en peine d'expliquer cette dernière, ni la manière dont elle est modifiée par le remède.

Je conclus que les affections cutanées sont une sorte de protée et que les classifications adoptées par les meilleurs auteurs qui ont écrit sur ces maladies ne sauraient être regardés comme absolus, et qu'elles seront à beaucoup d'égards un sujet de controverse et de dissidence pour les auteurs qui porteront leurs recherches sur cette partie de la science.

Nous le demandons, que feraient les sudorifiques, les dépuratifs et les purgatifs des anciens? Que feraient les antiphlogistiques des modernes contre la gale? Que feraient-ils contre toutes les espèces de vers qui n'attendent pas notre dernier soupir pour nous dévorer? Que feraient-ils contre les *puces,* les *punaises,* les *poux,* etc, contre toutes les collections humorales, et contre tous les corps étrangers dont la présence est le point principal de la maladie? Que feraient-ils enfin contre toutes les affections spéciales? Rien de plus que si ils étaient placés autour d'un exutoire continuellement irrité par un vésicatoire. Règle générale, les antiphlogistiques, les purgatifs, les sudorifiques sont inutiles ou insuffisans pour combattre la gale. Ainsi, on administre le mercure contre le mal vénérien, les préparations sulfureuses contre la gale et les dartres, l'iode contis, le goître, le sulfate de quinine dans les névroses périodiques, les anthelmintiques contre les lombrics et les ascarides, etc., parce que, si ces moyens opèrent momentanément un surcroît d'irritation, ce qui n'a pas toujours lieu, ils peuvent seuls amener la guérison de la maladie, et même consécutivement celle de l'irritation.

Or, la gale ne consiste que dans la présence et l'action de l'irritant lui même, lequel est en tout point analogue aux corps étrangers animés, tels que les vers, les animaux pédiculaires dont la présence seule et l'action sur nos tissus constituent essentiellement les affections vermineuses et pédiculaires quels qu'en soit les phénomènes.

L'*acarus* s'introduit dans la peau, les vaisseaux capillaires s'irritent, il y a afflux, mais la sérosité des pustules, qui est le produit de cet afflux, s'échappe au dehors, voilà pourquoi la peau n'est ni tuméfiée, ni rouge, ni chaude au-delà du degré physiologique qui signale l'inflammation. Dans tous ces accidens il existe, non un principe délétère ; mais des insectes qui président à tous les phénomènes, qui les déterminent graduellement et sourdement. D'abord, il n'y a pas irritation, ce n'est que consécutivement qu'elle s'établit. S'il y a quelquefois une inflammation phlegmoneuse, elle est accessoire, elle n'est pas le mal principal, mais l'effet des irritans appliqués sur la peau, sous la forme de lotions ou de frictions : En un mot, c'est une inflammation spécifique.

On voit, par ce qui précède, que les saignées, les lotions émollientes, opiacées, les bains tièdes, ceux de vapeur aqueuse seraient des moyens impuissans pour faire cesser l'irritation de la peau occasionnée par la présence de l'*acarus*, ainsi que la démangeaison qui la suit toujours. L'insecte, que cette médication ne tuérait pas, n'en poursuivrait pas moins la désorganisation de la peau, et l'*acarite* passerait ainsi à l'état chronique. Il est donc fort important de ne pas faire de l'irritation produite par le *sarcopte* une maladie essentielle, quand il est assez démontré qu'elle a une cause conjointe. Négliger le point capital de la maladie pour s'occuper des symptômes, ce serait faire une médecine empirique, puisqu'elle aggraverait le mal en ne faisant cesser ni la cause ni l'effet.

Si l'*acarus* n'existait pas chez tous les galeux, il faudrait alors admettre une gale par cause interne, et une autre par cause externe. Dans le premier cas, la cause serait, d'après Lorry, ou une partie essentielle du corps humain, ou un produit du corps, mais qui serait encore contenu. Dans le second cas, la cause, d'après Rosenstein, n'appartiendrait pas au corps humain, et ne serait pas, non plus, un de ses produits. Ainsi donc, si c'était une partie du corps humain, ou un de ses produits, il serait clair qu'il y aurait là une maladie symptômatique, tandis que si ce n'était pas une partie du corps ni un de ses produits, il en résulterait, au contraire, une maladie idiopathique. Or, d'après l'hypothèse du médecin suédois, les insectes seraient la cause externe de la gale, et, d'après celle du médecin français, l'acrimonie le produit du corps, en sorte que les deux gales seraient essentiellement différentes par rapport à leur cause, puisque l'une aurait pour cause la présence de l'*acarus* et l'autre l'acrimonie des humeurs. Mais ensuite, comment admettre que ces deux gales, qui ne sauraient être la même maladie, quant à la cause présente, aient le même agent thérapeutique? Cela paraît peu probable, car si le soufre a la propriété de tuer l'insecte, a-t-il aussi celle de faire cesser l'acrimonie de l'humeur? Je ne le pense pas. Être d'un avis contraire, ce serait admettre que des causes différentes pussent produire des maladies cutanées identiques, et que la même cause pût donner lieu à des affections dermoïques d'une nature différente; en un mot, ce serait faire d'une propriété un résultat d'action et prendre l'effet pour la cause.

La preuve qu'on ne croit plus au roman de Silvius sur les

acrimonies, c'est qu'on a successivement rejeté cette foule de moyens préconisés contre la gale pour cause interne, et qu'il est assez prouvé, par des expériences nombreuses et bien faites, que cette éruption peut guérir plus ou moins promptement par des stimulans appliqués à la peau, sous forme de bains, de fumigations, de lotions, de frictions, etc.; que le traitement interne, auquel Coste attachait tant d'importance, est inutile, excepté les cas où la longue durée, l'étendue et l'intensité de la maladie doivent la faire considérer comme un exutoire qu'il serait imprudent de supprimer sans précaution; qu'il est parfaitement inutile de purger avant, pendant ou après que la gale a cessé, pour préparer, favoriser ou consolider la guérison. Cette pratique surannée est justement abandonnée depuis longtemps comme inutile, et ajoutant encore aux désagrémens de cette dégoûtante maladie.

La gale devenue chronique, quoique maladie locale, sans réagir sur l'organisme, peut être regardée, dans quelques circonstances, comme une espèce d'organe supplémentaire qui a son mode de vitalité et de fonction, et qui identifié, pour ainsi dire, à l'existence de l'individu, ne saurait toujours être supprimé sans inconvéniens, c'est-à-dire que lorsque la gale chronique a été guérie, il est souvent nécessaire d'ouvrir un cautère, et toujours utile d'entretenir la transpiration et la liberté du ventre, pour éviter les accidens qui peuvent résulter de sa suppression.

Depuis bien des années déjà, on guérit immanquablement la gale avec les topiques soufrés, les pommades, savons, bains, fumigations, etc. Ainsi, de pareils succès sont confirmatifs de l'existence de l'*acarus*. Ce petit animal, en effet, ne saurait vivre sans respirer : il est dès-lors fort naturel que le soufre l'asphyxie, comme tant d'autres animaux.

Si le soufre agit comme révulsif dans les affections rhumatismales et goutteuses, ainsi que dans certaines maladies de la peau, dans lesquelles on l'a représenté comme une sorte de panacée ou de remède universel, il est reconnu, jusqu'à présent, comme l'agent thérapeutique qui jouit, au plus haut degré, de la propriété de tuer l'*acarus* de la gale de l'homme. C'est à tort que M. Mouronval a cru que les émolliens, et Delpech que les bains de vapeur aqueuse, remplaçaient avantageusement les préparations sulfureuses. Il m'est arrivé, fort souvent, de les employer aussi avec succès, mais seulement contre les pustules nombreuses qui s'étaient formées consécutivement aux sillons qui contenaient des *acarus*, après, toutefois, avoir empoisonné ces insectes par l'action du soufre.

Sur le point de terminer ce mémoire, j'allais omettre de dire un mot de l'*eczéma*, maladie qui simule assez bien la gale, et de laquelle se sont occupés Willan, Bateman, Biett, MM. Cazenave, Schedel, Gilbert, Plumbe, Copland et Joy. Cet oubli eut été d'autant plus fâcheux qu'il est arrivé plus d'une fois, dans la pratique, que de jeunes médecins ont confondu ces deux affections de la peau.

La gale est en effet l'affection qui offre le plus de ressemblance avec l'*eczéma*; et si les vésicules de celui-ci sont peu nombreuses, ce qui est rare, si elles occupent les jointures et sont accompagnées d'un prurit peu douloureux, il est presque impossible de différencier ces deux affections, à moins que l'on ne retrouve, soit à l'œil nu, soit avec le microscope, l'insecte de la gale ou les sillons qu'il a creusés à la surface du derme. Toutefois il est facile, en général, d'éviter une erreur de diagnostic par une observation attentive. Les vésicules de la gale sont situées sur le pli des jointures dans le sens de la flexion; presque toujours il en existe entre les doigts; rarement confluentes, elles renferment un liquide transparent qui ne s'épanche point au dehors par la rupture spontanée de la vésicule; il ne se forme pas de croûtes ni de squames comme dans l'*eczéma*; la rougeur, la tuméfaction, la chaleur, ne sont jamais portées au degré qu'elles atteignent dans cette dernière maladie. Le prurit est différent dans les deux espèces : douloureux, accompagné d'une chaleur et d'une tension remarquable dans l'*eczema*, il n'offre pas ces caractères dans la gale. Celle-ci est contagieuse, l'*eczéma* ne l'est jamais. Les deux variétés qui offrent le plus de similitude avec la gale , sont l'*eczéma rubrum* et l'*impétiginodes;* mais les vésicules de la gale sont moins saillantes, moins nombreuses, et accompagnées d'une rougeur moins vive que dans l'*eczéma rubrum*. Les vésicules de l'*eczéma impétiginodes* sont pointues et se convertissent en pustules, comme le font quelquefois celles de la gale ; le diagnostic est alors très-difficile, mais les caractères que j'ai rapportés plus haut, et surtout la présence d'un *acarus*, sont suffisans pour l'établir.

Des médecins civils et militaires, chargés des salles et des infirmeries régimentaires affectées spécialement au traitement de la gale, et jouissant de l'avantage de répéter, de comparer les expériences sur un grand nombre d'individus, ont répondu à l'attente générale, en se livrant à des recherches suivies sur la nature de la gale et sur les divers modes de traitement employés tour à tour contre cette affection. D'autres praticiens se sont bornés à examiner quel moyen devrait être préféré dans les divers rapports du prix, de l'altération du linge, de l'odeur, des accidens locaux, des accidens généraux et de la promptitude du traitement.

De mon côté, j'ai dû compulser les auteurs pour y étudier les mille formules prescrites contre la gale, dans lesquelles on a mis à contribution les trois règnes, afin d'opposer aux méthodes les plus accréditées, les objections et les argumens que l'expérience permet d'élever contre elles. En continuant mon examen thérapeutique, je laisserai dans l'oubli les auteurs qui n'ont opposé que des modifications sans importance à des méthodes délaissées, et dont la discussion serait sans utilité pour la science.

Je vais donc donner un aperçu des préparations sulfureuses et autres qui ont eu le plus de réputation et qui sont encore le plus généralement employées. Je les ferai suivre de remarques propres à faire connaître leur innocuité, leur danger ou leur insuffisance.

Il n'existe plus qu'une manière d'employer les préparations sulfureuses : elle consiste à les appliquer à l'extérieur, ce qui constitue la *méthode externe* ou par *absorption*. Quant à la *méthode interne* ou par *ingestion*, qui a joui d'un grand crédit chez les anciens, elle a été délaissée comme un témoignage des erreurs que la prévention et l'esprit de secte peuvent enfanter en médecine.

On ferait un gros volume de toutes les formules qui ont été proposées contre la gale; mais heureusement, depuis longtemps, on voit chaque jour leur nombre reproduit en moindre quantité, dans les ouvrages nouveaux, à mesure que leur inefficacité, leur odeur désagréable et l'inflammation qu'elles provoquent se trouvent constatées.

Ainsi, le soufre, le mercure, les alcalis, les corps gras, huileux, les végétaux irritans et narcotico-âcres ont fait tour à tour la base essentielle du traitement externe de la gale.

La racine d'ellébore noire ou plutôt *viridis*, tant préconisée par les anciens comme un excellent médicament pour guérir les maladies de la peau les plus invétérées, enflamme localement l'épiderme, peut occasionner des coliques et la purgation lorsque l'emploi de cette substance est mal dirigé. Les observations de Morgagni et de Ferrary, ainsi que les expériences de Schabel et de M. Orfila, sur les animaux, ont appris que ce végétal exerce une violente irritation sur l'économie vivante. Emmert a remarqué qu'aucune des substances vireuses ou médicamenteuses soumises jusqu'à ce jour aux expériences, ne détermine le vomissement avec autant de promptitude que la racine d'ellébore appliquée sur les plaies saignantes.

La racine de dentelaire, infusée dans l'huile ou l'axonge, conseillée par Saumaire, Bouteille, de Jussieu, Lalouette, Jeanroy et Hallé, détermine non-seulement une inflammation pustuleuse de la peau avec prurit, mais elle fait encore redouter ses énergiques propriétés excitantes.

La décoction de sabine est douée d'une trop grande activité pour être employée sans danger à l'extérieur, attendu qu'elle irrite la peau et l'enflamme violemment.

La Clématite des bois, à laquelle Stœrk, Mueller et Gilbert ont prodigué tant d'éloges, est un remède violent qui peut irriter la peau, l'enflammer et causer une fièvre assez intense, ainsi que l'ont constaté les essais tentés à cet égard par une commission de l'ancienne société de médecine de Paris.

Les feuilles et l'extrait aqueux de Gratiole ne sont point absorbés et agissent en déterminant l'inflammation des parties avec lesquelles on les met en contact, et une irritation sympathique du système nerveux : en un mot, c'est un médicament qui demande à être manié avec beaucoup de circonspection ; l'irritation qu'il peut déterminer doit le faire rejeter, malgré les éloges qu'en a fait Kostrzewski.

Les fomentations de tabac irritent la peau, déterminent des nausées, des vomissemens et le narcotisme. On a vu un enfant périr à la suite de l'application qui lui fut faite de suc de tabac sur des ulcères teigneux qu'il avait à la tête.

La ciguë vireuse ou aquatique a été prescrite inconsidérément par des commères. M. Chevallier rapporte à ce sujet que cinq personnes de la même famille, atteintes de la gale, s'étant frottées avec cette plante, éprouvèrent les symptômes d'un violent empoisonnement, et que deux d'entre elles moururent dans des douleurs atroces.

L'eau antipsorique de M. Ranque, composée d'une décoction de staphysaigre et d'extrait de pavots, n'a pas moins d'inconvéniens que les précédentes préparations.

Les lotions opiacées de M. Tosquinet guérissent moins certainement et beaucoup moins vîte que les préparations sulfureuses, et peuvent devenir la cause d'accidens graves.

Les caustiques étendus d'eau, proposés et mis en usage à l'infirmerie régimentaire du 12e dragons, par M. Malapert, enflamment les pustules, irritent la peau et demandent une trop grande surveillance pour être mis à la disposition des galeux. D'ailleurs, si ces lotions ne tachent pas le linge, elles l'altèrent considérablement.

L'oxide de manganèse administré sous forme onguentacée ne paraît pas déterminer d'inflammation ; mais Denis Morelot, qui l'a particulièrement recommandé, observe que la gale disparaît moins promptement par son usage que par celui du soufre.

La pommade oxigénée d'après Fourcroy et Alyon a une action excitante qui ne peut être mise en doute, et ses effets secondaires ne sont pas plus certains que ceux de la plupart des autres excitans.

On employait aussi beaucoup autrefois, contre la gale, les préparations mercurielles en frictions ou en lotions ; mais leur usage continué peut devenir préjudiciable. On a vu le proto-chlorure de mercure produire la salivation. L'action du deuto-chlorure sur la peau saine n'est point caustique, mais il la rougit, la rend sensible, rugneuse même par l'altération de l'épiderme, et paraît augmenter momentanément son épaisseur.

L'onguent mercuriel citrin, administré sans prudence, rubéfie la peau et produit aussi le ptyalysme.

Les lotions mercurielles de M. Manry n'ont d'autres avantages que d'être d'un emploi commode, de ne pas tacher le linge, et d'être peu couteuses; mais elles ont aussi l'inconvénient de déterminer la salivation.

Enfin, le mercure, qui a causé de grands maux entre les mains inhabiles, et dont l'ivrogne Paracelse a tant contribué à enraciner le système absurde contre la syphilis, est-il aussi bien le spécifique de la gale que le soufre?

Pringle dit avoir vu, dans les hôpitaux, plusieurs exemples de sujets qui avaient passé par les grands remèdes pour la cure d'une maladie vénérienne, sans cependant avoir été guéris de la gale. Pour mon compte, on me renvoie quelquefois des hôpitaux des militaires guéris de la syphilis par la méthode mercurielle, qui ont contracté la gale pendant le cours de leur traitement.

Les fomentations alcooliques ont eu si peu de succès qu'on a renoncé à leur usage.

La pommade savonneuse de M. Lugol est d'un effet peu certain, aussi l'emploie-t-on rarement.

Les lotions alcooliques savonneuses du même médecin procurent quelquefois la guérison de la gale, elles ont l'avantage de ne pas tacher le linge; mais auraient-elles un plus grand résultat, elles sont trop dispendieuses pour qu'on en adopte jamais l'usage dans les hôpitaux militaires et les infimeries régimentaires.

Les lotions de dissolutions concentrées de chlore liquide ont eu, il est vrai, quelques succès, mais elles augmentent la démangeaison de la peau, l'irritent ainsi que la conjonctive et les bronches.

Les bains tièdes et ceux de vapeur aqueuse, recommandés par Delpech, provoquent une exhalation cutanée abondante qui ne suffit pas au traitement de la gale, ainsi que le célèbre chirurgien de Montpellier l'a avancé.

Le camphre, employé avantageusement contre les érysipèles traumatiques par M. Malgaigne, et par d'autres praticiens, comme moyen d'appaiser l'irritation de la peau dans diverses affections cutanées, a été conseillé aussi comme antipsorique par Vaidy, et, ensuite, par M. Raspail qui, à l'exemple des entomologistes qui se servent depuis longtemps du camphre pour préserver leurs collections contre les ravages des mites, dit s'être servi, avec succès, de cette substance pour soulager des enfans dévorés par les *poux*, s'être préservé lui-même, pendant son séjour en prison, de la vermine et des punaises qui infestaient sa chambre et son lit. Tout porte à croire, ajoute M. Raspail, que les galeux seraient vite débarrassés de leurs insectes si l'on avait soin de leur couvrir le corps d'une couche épaisse de pommade camphrée, pommade qui réunirait à la fois le camphre qui empoisonne les insectes et l'huile qui les asphyxie en touchant leurs stigmates. J'ai fait usage de la méthode de M. Raspail qui réussit assez bien, mais elle n'abrége pas plus la guérison que les préparations déjà préconisées : elle a d'ailleurs l'inconvénient de salir le linge et d'être d'un prix trop élevé pour qu'on l'adopte dans les établissemens civils et militaires.

L'huile provenant des schistes bitumeux, préconisée dernièrement par M. Selligue, est un remède qui a besoin d'être expérimenté (1).

Si, maintenant, je passe en revue les nombreuses préparations sulfureuses, on verra qu'elles ne sont pas, non plus, toutes exemptes d'inconvéniens.

Le bain antipsorique de l'Hôtel-Dieu de Paris n'a pas été reconnu comme un moyen efficace.

Les lotions de Dupuytren réussissent ; mais elles enflamment

---

(1) Suivant ce physicien, trois hommes employés dans une distillerie de schistes, et attaqués de la gale, bien loin de la communiquer à leurs camarades, en ont été guéris assez promptement. Des expériences faites sur des bestiaux galeux ont donné les mêmes résultats. (*Acad. des sciences*, 22 *juillet* 1839.)

la peau, provoquent des pustules, des furoncles et brûlent le linge.

Les lotions de sulfure de pota se et d'acide hydro-chlorique d'Alibert, ont les mêmes succès et les mêmes inconvéniens que celles de l'ancien chirurgien en chef de l'Hôtel-Dieu.

Les lotions sulfuro savonneuses de MM. Jadelot et Lugol guérissent très-bien ; mais elles irritent la peau au point qu'il faut souvent en suspendre l'usage.

La pommade composée de fleurs de soufre non lavées et d'hydro-chlorate d'ammoniaque est peu employée parce qu'elle est d'un effet trop peu certain.

La pommade sulfuro-alcaline d'Alibert est fort en usage, elle procure une guérison prompte, irrite peu la peau ; mais elle a de l'odeur et salit le linge.

La pommade de M. Mélier, qui est un composé de sous-carbonate de potasse, d'huile d'olives et de fleurs de soufre, forme un savon qui a l'avantage de guérir assez promptement sans irriter la peau et sans trop salir le linge ; mais cette pommade alcaline n'est pas, non plus, sans odeur.

La pommade sulfuro-savonneuse de M. Lugol, qu'on prépare avec une partie égale de soufre lavé et de savon blanc, guérit en peu de temps, ne gâte pas le linge ; mais elle détermine quelques rougeurs à la peau : Quant à la pommade savonneuse du même médecin, elle est d'un effet si incertain qu'elle devrait être rayée du vocabulaire des antipsoriques.

En 1834, le gouvernement belge, sur la proposition de M. Morren, adopta, pour les hôpitaux militaires, un nouveau traitement de la gale, dont voici la formule :

    Fleurs de soufre,      une partie ;

    Ardoises pilées,      une partie ;

    Chaux vive,      quatre parties.

On fait bouillir le tout dans une chaudière de fonte avec quantité suffisante d'eau, on laisse épuiser la matière par des ébullitions réitérées jusqu'à densité de douze degrés. Douze à à vingt frictions de cette pommade sont ordinairement suffisantes pour obtenir la guérison ; on les répète trois fois et même quatre fois par jour. De nombreuses expériences ont été tentées avec ce médicament. Sur quarante-sept galeux traités à l'hôpital militaire de Bruxelles, tous ont été guéris ; la durée moyenne du traitement a été de six jours et demi. A l'hôpital de Gand, la guérison a été plus prompte encore : Sur cent-quarante-huit malades, la durée a été de quatre jours.

Je puis assurer, d'après ma propre expérience, que le remède de M. Morren, que j'avais déjà signalé à l'attention de mes collègues dans l'*Epidaure*, *p.* 181, et qui a été reproduit depuis par M. Florent-Cunier, dans le *Bulletin général de thérapeutique*, 1839 *t. XVI*, *p.* 138, n'offre aucun avantage sur les préparations ordinaires mises en usage jusqu'a ce jour, et qu'il a, comme la plupart d'entre elles, le très-grave inconvénient de noircir le linge.

En résumé, la durée moyenne de ces divers traitemens, que je viens de pa ser en revue, est de dix-huit à vingt jours.

Lorsqu'on réfléchit qu'on administre, depuis si longtemps, le soufre de tant de manières, et que n'etant satisfait d'aucune, on ne cesse de chercher une méthode qui soit préférable à celles qu'on a délaissées, on ne doit point s'étonner que des médecins s'occupent encore, aujourd'hui, de modifier cet agent, en vue d'en faire la base d'un traitement unique et rationnel de la gale.

Pringle regardait, il y a quatre-vingt-huit ans, le soufre comme le grand spécifique de la gale, il ne l'appliquait que sur quelques parties du corps, attendu que la vapeur sulfureuse suffisait pour tuer les insectes. Loin de mesurer, au premier aperçu, la juste idée du médecin anglais, on se donna bien de garde de la féconder et d'en généraliser l'application.

Cependant, cette opinion de Pringle ne fut pas perdue pour

tous les praticiens. Pyhorel composa une poudre de sulfure de chaux délayée dans un peu d'huile d'olives, dont il faisait faire des frictions sur la face palmaire : Il guérissait ainsi la gale en dix-huit ou vingt jours.

Cette méthode fut suivie par Chaussier qui, voulant éviter l'irritation causée par les lotions et les frictions faites sur d'verses parties de la peau couverte de pustules, avait imaginé aussi une poudre de fleurs de soufre, d'acétate de plomb et de sulfate de zinc, délayée dans quelques gouttes d'huile, dont il t isait frictionner la paume des mains. Ce remède eut fort peu de partisans à une époque où la question de l'existence de l'*acarus* était encore une fable, un rêve de l'imagination de quelques médecins romantiques. On continua donc, comme par le passé, à attaquer les pustules sur toutes les parties où elles se montrent ordinairement, au moyen des excitans les plus énergiques, sans avoir égard aux sujets les plus irritables. Il fallait, en effet, que le préjugé fut bien enraciné chez nous pour qu'une idée conçue par celui auquel on devait la rédaction du projet de loi de la célèbre *école de santé*, présenté à la convention nationale, et, en grande partie, l'heureuse impulsion qui a porté la physiologie au degré de perfectionnement où nous la voyons aujourd'hui, n'ait pas été fécondée par les nombreux élèves de cet illustre professeur.

De son côté, M. Emery, médecin de l'hôpital Saint-Louis de Paris, proposa, en 1834, un traitement (¹) qui différait de ceux employés vulgairement, en ce qu'il suffisait de faire faire les frictions sur les pieds et sur les mains seulement, qu'il

---

(1) Voici la formule que M. Emery a publiée : Savon noir, 32 grammes ; sel marin, 16 gr. ; soufre, 16 gr : alcool, 4 gr. ; vinaigre, 8 gr. ; chlorure de calcium, 2 gr. Pour faire quatre frictions, c'est-à-dire pour deux jours.

était dégagé de tous les inconvéniens reprochés, avec raison, à toutes les formules connues jusqu'à présent, attendu qu'il avait l'immense avantage de ne pas enflammer la peau, d'avoir peu d'odeur et de ne pas salir le linge. Cette pratique avait complètement réussi dans plus de douze cents cas, et les vésicules de tout le reste du corps ne tardaient pas à disparaître lorsque celles des parties frictionnées avaient été détruites. Mais les recherches de M. Rénucci, sur l'*acarus* de l'homme, étaient trop récemment faites pour que la divergence d'opinions qui existait alors relativement à la nature et au traitement de la gale eût entièrement cessé, de sorte que les praticiens durent encore apporter la plus grande circonspection à l'égard de la méthode de M. Emery : Voilà, sans doute, pourquoi elle passa inaperçue dans le torrent des nouveautés thérapeutiques dont on nous inonde chaque jour.

Quoique nous connaissions les conditions dans lesquelles les médicamens agissent, nous ne pouvons cependant nous expliquer une de leurs propriétés les plus singulières : leur specialité d'action. Il est en effet des médicamens, et ce sont les plus actifs, qui exercent leur action sur certains organes, toujours les mêmes, quel qu'ait été le mode de leur administration. Cette particularité a lieu de nous surprendre; car nous ne voyons pas de raison pour qu'une substance qui, par le moyen de la circulation, vient en contact avec toutes les parties de notre corps, porte son action de préférence sur tel organe.

Néanmoins, il faut admettre ce fait, non-seulement parce que nous voyons les résultats thérapeutiques, mais encore parce que nous en trouvons les preuves matérielles.

Comme il est probable, d'après Herr, que tous les médicamens, introduits par les voies de l'absorption, passent dans le sang, il serait du plus haut intérêt de connaître qu'elles sont les reactions qui s'opèrent alors; mais malheureusement nous possédons trop peu de faits pour approfondir cette question.

Parmi les corps simples, le soufre et l'iode ne sont jamais retrouvés à l'état de liberté, mais toujours en combinaisons, sous la forme de sulfure et d'iodures métalliques, d'hydrogène sulfuré, et même d'acide sulfurique, d'après Wohler.

Si l'on fait des frictions à la peau des mains et des pieds avec l'onguent mercuriel, on n'y observe rien qui dénote un changement ou une affection quelconque de cet organe, et cependant, au bout de quelque temps, survient le ptyalisme.

Sherven, vit que cinq à sept grains d'émétique, frottés dans la paume de la main, produisaient, au bout de quelques heures, des nausées et des sueurs abondantes. Il n'est pas rare de voir des frictions avec la pommade émétisée provoquer le vomissement.

D'après M. le professeur Trousseau, les sels de morphine agissent plus promptement et plus puissamment, administrés sur la peau, que dans l'estomac.

Horn dit qu'après avoir saupoudré de rhubarbe la plaie provenant d'une amputation de la jambe, le malade éprouva le lendemain un effet purgatif violent, en même temps qu'un goût amer, nauséeux, analogue à celui de cette substance.

Dupuytren injecta du lait dans les veines d'un chien, et il vit bientôt l'animal faire les mêmes mouvemens que si on avait mis ce liquide sur la langue.

Haie s'injecta dans les veines de l'huile de ricin et éprouva, entre autres effets, un goût d'huile pendant une heure et demie.

On sait que le camphre en lavement, le vinaigre dans la matrice, la ciguë et l'ail en cataplasme sur le ventre, le tabac en lotions, ont produit chacun leur impression propre dans la bouche.

Qu'on applique la digitale sur le derme, et son action

ordinaire se fera sentir sur le cœur; l'opium produira le narcotisme en agissant sur les lobes cérébraux; l'alcool sur le cervelet; le seigle ergoté activera les contractions utérines; les cantharides agiront sur les organes génito-urinaires; la scile sur les reins; la strychnine sur la moëlle vertébrale; la belladone dilatera la pupille, quel que soit son lieu d'application; les frictions d'iode atrophient les glandes mammaires, la thyroïde et les testicules. Ces effets ne peuvent être expliqués que par l'absorption de ces substances et leur impression sur les troncs nerveux.

Alors pourquoi le soufre, qui a une spécialité d'action incontestable sur la peau, n'aurait-il pas la même spécialité d'action administré à la paume des mains, à la plante des pieds ou sous les aisselles?

Afin de résoudre cette question autant que possible, et fort des recherches de MM. Rénucci et Raspail sur l'existence de l'*acarus*, lesquelles ne laissent plus d'incertitude que chez ceux qui ne veulent pas se donner la peine de vérifier le fait par eux-mêmes, M. Rieumes, chirurgien-major au 12e régiment d'infanterie légère, a cherché à faire revivre les méthodes de Pringle, de Pyhorel, de Chaussier et de M. Emery.

Ce chirurgien parviendra-t-il à faire sortir du doute dans lequel on est resté si longtemps? J'espère que les nouvelles expériences de M. Rieumes, groupées avec celles de ses prédécesseurs, ne seront pas perdues pour la science, et seront accueillies, cette fois, avec moins de dédain.

Depuis 1835 jusqu'à ce jour, M. Rieumes a fait frotter à la paume des mains et à la plante des pieds, avec une pommade sulfureuse, dont il n'indique pas la composition, tous les galeux du régiment auquel il est attaché, et ce procédé a constamment eu pour résultat un succès prompt, constant, peu dispendieux et sans aucune altération du linge.

J'ai employé ce traitement, à titre d'essai, à l'infirmerie régimentaire du 52e régiment d'infanterie de ligne, sur cent-soixante militaires atteints de gales simples. Je leur faisais faire des frictions, matin et soir, aux régions palmaires et plantaires, avec huit grammes de la pommade indiquée dans le *Nouveau formulaire pharmaceutique des hôpitaux militaires de la France; rédigé par MM. les membres du Conseil de santé des armées,* 1839, *page* 151, et dont voici la formule : soufre sublimé, 150 grammes; sel marin décrépité, 30 grammes, axonge, o, 300 grammes.

Les malades traités par la méthode de M. Rieunes, ont été guéris dans l'espace de quatre à cinq jours ; pour d'autres, il a fallu un temps plus long; la durée moyenne du traitement a été de huit à neuf jours, et les récidives furent moins nombreuses que par les anciennes méthodes, puisque sur cent-soixante galeux, quatre seulement sont rentrés à l'infirmerie. Ces faits, bien que peu nombreux, prouvent suffisamment que les frictions sulfureuses faites seulement aux mains et aux pieds sont efficaces pour détruire, en très-peu de jours, les *sarcoptes*, et pour faire cesser la démangeaison ainsi que les pustules ou papules qui se trouvent sur le corps.

Ce qui démontre aussi, jusqu'à l'évidence, que la gale est due uniquement à la morsure de l'*acarus*, c'est que celui-ci, une fois détruit, l'éruption disparaît d'elle-même vers les parties qui n'ont pas été frictionnées, et ne laisse, à sa suite, aucune tache à la peau, ce qui n'a pas lieu par l'emploi banal des frictions ou des lotions étendues aux diverses parties du corps couvertes de pustules.

Je conviens que les lotions et les frictions, étendues à toutes les régions envahies par la gale, tuent bien les *acarus;* mais l'irritation et quelquefois l'inflammation qu'elles produisent à la peau perpétuent les pustules à l'infini, les rendent fort douloureuses et prolongent beaucoup la durée de la maladie. C'est seulement lorsque les pustules sont enflammées par l'action des irritans qu'il faut avoir recours aux émolliens, aux bains tièdes ou de vapeur, et quelquefois même à la saignée chez les sujets pléthoriques.

Il ne me reste qu'un vœu à former, c'est que tous mes collègues veuillent bien expérimenter, à leur tour, la méthode de M. Rieumes. Comme les résultats qu'ils obtiendront ne sauraient être différens de ceux que j'ai obtenus, j'ai à l'avance la conviction que ce nouveau traitement, sanctionné par eux, deviendra par la suite, celui de tous les praticiens qui se tiennent au courant de la science.

Je sais que le choix d'une opinion médicale n'est pas peu de chose, et qu'il est bien permis de balancer avant de se déclarer pour telle ou telle, surtout lorsqu'on n'a pas vu les faits par soi-même, et qu'ensuite on voit de chaque côté pour défenseurs et pour soutiens les hommes les plus distingués du siècle : Mais une fois qu'on a vu et approfondi ces faits, on les trouve ou vrais ou faux ; et alors doit-on hésiter un instant à se placer sous la bannière qui semble servir de guide à la vérité ?

Je me suis d'autant plus volontiers occupé de la matière qui fait le sujet de ce Mémoire, que jusqu'à présent elle n'a pas encore été suffisamment prise en considération, et que nos meilleurs ouvrages n'en parlent que transitoirement. Si ce que j'ai dit n'ajoute pas beaucoup de notions à celles qu'on avait déjà acquises par les recherches de MM. Rénucci, Raspail et Albin-Gras, j'espère qu'on me tiendra compte des efforts que j'ai faits pour environner de preuves, pour ainsi dire matérielles, des vérités que, nonobstant la logique la plus claire, quelques esprits avaient peut-être encore de la peine à comprendre.

Je me suis donc efforcé de prouver : 1° que l'*acarus* existe sur tous les galeux ; 2° qu'il est l'agent de la contagion de la gale ; 3° que cet insecte agit mécaniquement en irritant la peau, mais non d'une manière spécifique, au moyen d'un virus particulier ; 4° que la destruction de l'*acarus* par la vapeur sulfureuse fait cesser, peu de temps après, la démangeaison ainsi que les éruptions vésiculeuse, pustuleuse et papuleuse ; 5° que les préparations sulfureuses sont, entre les agens thérapeutiques réputés antipsorique, celles qui tuent le plus certainement l'*acarus humanis*; 6° que le traitement interne est inutile, nuisible même, excepté les cas, fort rares, où la longue durée de la maladie doit la faire considérer comme un exutoire; 7° que de toutes les méthodes curatives mises en pratique par les anciens et les modernes, celles proposées tour à tour par Pringle, Pyharel, Chaussier, MM. Emery et Rieunes, sont les plus rationnelles ; 8° que si M. Rieunes n'a aucun droit de priorité, quant à l'usage des frictions aux régions palmaires et plantaires des sujets atteints de la gale, il peut au moins revendiquer, à bon droit, l'honneur d'avoir contribué à faire revivre une formule qui, d'après l'expérience et des succès nombreux, est le meilleur mode d'administrer le soufre comme moyen thérapeutique de la gale; 9° que MM. Rénucci et Raspail ont rendu un service signalé à la science, en dépouillant la gale des théories surannées dans lesquelles on avait noyé les faits sur la véritable cause de cette maladie qui est loin d'avoir l'importance que quelques auteurs lui ont attribuée, et qui guérit facilement, sans laisser aucune trace après elle; 10° enfin, que les nosologistes sentiront l'indispensable nécessité de faire rentrer la gale dans la nomenclature des maladies entomologiques.

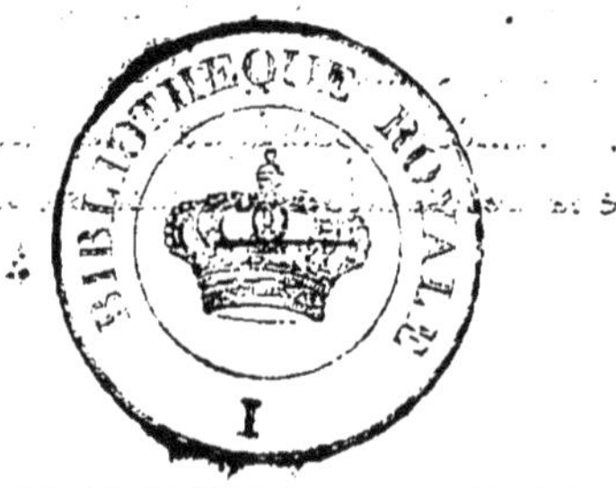



Clermont-Ferrand. — Imprimerie de O. TURGE, rue Tour-de-la-Monnaie, 3.

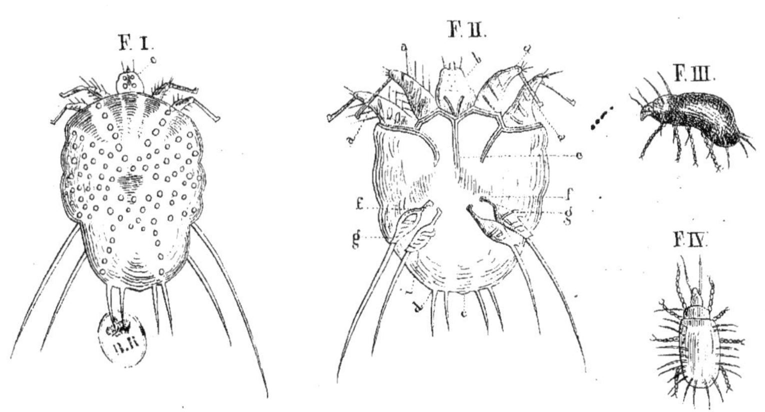


F. I.
F. II.
F. III.
F. IV.

## OUVRAGES DU MÊME AUTEUR.

Lettre de Sophie a Aimé-Martin, sur la physique et la chimie, Paris, 1816, brochure in-8°.

Vie de Parmentier, Paris, 1818, 1 vol. in-8°.

Manuel des Boulangers, Paris, 1820, 1 vol. in-12.

Des Poisons, considérés sous le rapport de la médecine pratique, Paris, 1830, 1 vol. in-8°.

Réflexions Physiologiques sur la décapitation, Paris, 1834, brochure in-8°.

L'Épidaure, journal des officiers de santé militaires, 1825.